Alessandro Silveira, PhD

O LADO BOM DAS BACTÉRIAS

O poder invisível que fortalece sua defesa natural para ter uma vida mais feliz e longeva

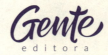

Diretora
Rosely Boschini
Gerente Editorial
Rosângela Barbosa
Editora Assistente
Audrya de Oliveira
Assistente Editorial
Rafaella Carrilho
Controle de Produção
Fábio Esteves
Projeto Gráfico
Thiago de Barros
Diagramação
Futura
Capa
Thiago de Barros
Preparação
Amanda Oliveira
Revisão
Fernanda Guerriero Antunes,
Renato Ritto
Impressão
Rettec

CARO LEITOR,
Queremos saber sua opinião sobre nossos livros.
Após a leitura, curta-nos no facebook. com/editoragentebr, siga-nos no Twitter @EditoraGente, no Instagram @editoragente e visite-nos no site www.editoragente.com.br.
Cadastre-se e contribua com sugestões, críticas ou elogios.

Copyright © 2021 by Alessandro Silveira
Todos os direitos desta edição são reservados à Editora Gente.
Rua Original, nº 141 / 143 - Sumarezinho, São Paulo - SP, CEP 05435-050
Telefone: (11) 3670-2500
Site: www.editoragente.com.br
E-mail: gente@editoragente.com.br

Dados Internacionais de Catalogação na Publicação (CIP)
Angélica Ilacqua CRB-8/7057

Silveira, Alessandro Conrado de Oliveira
O lado bom das bactérias: o poder invisível que fortalece sua defesa natural para uma vida mais feliz e longeva / Alessandro Silveira. – São Paulo: Editora Gente, 2021.
192 p.

ISBN 978-65-5544-071-3

1. Saúde 2. Bem-estar 3. Bactérias 4. Hábitos de saúde 5. Hábitos alimentares 6. Medicamentos - Abuso I. Título

21-0118

CDD 614

Índices para catálogo sistemático:
1. Saúde e bem-estar

NOTA DA PUBLISHER

É inevitável: quando pensamos em bactérias, pensamos em doença, mal-estar e tudo o que é negativo... Mas e se eu dissesse a você que a realidade não é bem assim? Melhor ainda, e se Alessandro Silveira, um cientista apaixonado pelo que faz e um microbiologista de ponta, apresentasse em um livro inteirinho quanto as bactérias podem ajudar você a ter saúde?

Pois é, caro leitor, o livro que você tem em mãos é justamente esse! Aqui, o autor estreia em nosso catálogo trazendo a ciência ao alcance de todos, com informações acessíveis e leitura descomplicada sobre um universo tão abundante e, por vezes, completamente ignorado – ou mesmo temido! – por nós: o das bactérias. É isso mesmo que você está pensando: elas podem ser nossas aliadas na promoção da saúde. E aqui você saberá como usá-las a seu favor.

Em *O lado bom das bactérias*, Alessandro compartilha todo o conhecimento desenvolvido ao longo de muitos anos de estudo para que você viva com muito mais qualidade. Vamos descobrir esse novo universo? Boa leitura!

Rosely Boschini
CEO e Publisher da Editora Gente

"Tuas forças naturais, as que estão dentro de ti,
serão as que curarão suas doenças."

Hipócrates

Ao meu filho, Victor Hugo, amor eterno e inspiração contínua. Sem ele este livro não existiria nem faria sentido.

AGRADECIMENTOS

À toda equipe da Editora Gente e, principalmente, à Rosely Boschini pela competência, carinho e confiança. Espero corresponder às expectativas.

Ao Pedro Schestatsky, parceiro na jornada da redação do livro (o dele, *Medicina do amanhã*, foi lançado um mês antes). Nesses dois anos de contato deixou de ser apenas uma fonte de inspiração para também se tornar um grande amigo. Obrigado por participar deste livro, meu velho!

À Denise de Carvalho, a quem tive o prazer de conhecer recentemente e que gentilmente aceitou o convite para escrever o prefácio, o que me deixou muito honrado.

À Cinthia Dalpino, que me ajudou a organizar as ideias, fez importantes questionamentos e contribuiu muito para o texto que você vai ler na sequência.

À querida amiga Adriana Campaner, referência em ginecologia no Brasil, minha gratidão pela inestimável parceria no projeto do microbioma vaginal e também pela revisão do box de saúde íntima feminina contido neste livro.

A meus alunos, seguidores nas redes sociais e simpatizantes: esse contato com vocês e a troca de experiências é revigorante e muito me envaidece.

Aos apoiadores descritos neste livro, obrigado por acreditarem neste projeto mesmo antes de conhecê-lo, baseados apenas em credibilidade prévia.

Aos colegas de trabalho, seja na universidade ou nos laboratórios, sempre compreensivos com mudanças de horários e eventuais atrasos.

À ONG Autismos, formada por voluntárias independentes que realizam e promovem projetos relacionados à formação, à sensibilização e à conscientização sobre o Transtorno do Espectro Autista (TEA), de modo diferenciado e dinâmico.

Aos meus mestres e mentores, que contribuíram com minha formação, pelos quais tenho uma profunda admiração e que, felizmente, mantenho uma relação até hoje de admiração, respeito e amizade. Continuo seguindo vossos ensinamentos, mantenho vivo o compromisso de ser um eterno aprendiz.

Gratidão à Marie e Yoshio, meus sogros, que, ao longo de um ano, me acolheram semanalmente em sua residência em São Paulo. Obrigado pelo carinho, paciência e hospitalidade de sempre.

Aos meus pais e a minha família, pessoas que estão incondicionalmente ao meu lado, desde sempre e espero que por muito tempo ainda.

À minha esposa, Eleine, amiga, companheira, confidente, parceira de projetos de pesquisa e viagens, presente em todos os momentos, bons e ruins, sempre com o mesmo sorriso, carisma e empatia, que fizeram eu me apaixonar e continuar assim após tantos anos de convivência.

SUMÁRIO

AGRADECIMENTOS 5

PREFÁCIO... 8

APRESENTAÇÃO 10

01. POR QUE ESTAMOS CADA VEZ MAIS DOENTES? 12

02. A SUA DEFESA NATURAL 40

03. INTESTINO E CÉREBRO TRABALHANDO JUNTOS 54

04. ACIMA DO PESO 70

05. A ESCOLHA BACTERIANA 90

06. A SAÚDE NO NASCIMENTO 112

07. A CADA DIA, UM NOVO DESAFIO 126

08. POR QUE É IMPORTANTE OBSERVAR AS SUAS FEZES? 136

09. DIGERINDO BEM A VIDA 150

10. VIVENDO MAIS E MELHOR 166

11. ENFIM, QUAL É O DECRETO FINAL? 176

POSFÁCIO... 184

PREFÁCIO

Eu costumo dizer que ser profissional da Saúde não é uma escolha. Na verdade, você é escolhido. Cada um tem sua história, mas, de modo geral, a um certo momento de nossas vidas, recebemos a mensagem (que pode chegar de inúmeras formas): "Você vai cuidar da saúde de outros seres vivos".

Ótimo, encontramos um propósito de vida. Agora é achar o caminho para isso. Ah, o caminho! Quanto esse caminho pode ser tortuoso, feliz e triste ao mesmo tempo, permeado de desafios, de descobertas...

Assim como eu, Alessandro recebeu seu chamado. E, como tinha que ser, levou esse chamado realmente a sério. Debruçou-se sobre os livros, sobre as tabelas, sobre as planilhas analíticas dos exames que levam aos diagnósticos. Encantou-se com a possibilidade de estudar as principais ameaças externas a nossa sobrevivência aqui na Terra: os microrganismos.

Mais uma vez, assim como eu, Alessandro olhava para esses seres microscópicos como seres que carregavam nossa destruição. Seres sem inteligência, mas com um coletivo inconsciente poderosíssimo à procura de uma oportunidade para nos fazer mal, que precisam ser combatidos ao menor sinal. Quanto estávamos errados...

Novamente, assim como eu, Alessandro despertou desse torpor ao encarar o maior desafio de sua vida. Seu filho, Victor Hugo, aos

PREFÁCIO

2 anos não se mostrava uma criança comum. E foi por amor a ele que tudo mudou.

Muitos profissionais da saúde (vivenciando a mesmice de suas vidas, dia após dia se distanciando do objetivo principal que os levou ao encontro da saúde, cuidar dos seres vivos) despertam após algum desafio. Com Alessandro foi o filho; comigo foi minha própria saúde. E vemos outros inúmeros exemplos como esses todos os dias.

Ao depararmos com esse obstáculo, muitas vezes não sendo mitigados pelas saídas prontas que vemos nos livros, precisamos pensar "fora da caixa". E ver o mundo sob outra perspectiva. A mudança do ângulo de visão faz toda a diferença. Enquanto somos instruídos sobre os malefícios dos microrganismos, esquecemos que a maioria deles não está aqui para nos fazer mal. Pelo contrário, a relação estabelecida entre nós é de simbiose, na qual os dois lados se beneficiam. Nós somos os braços e as pernas que os microrganismos não têm para procurar comida. Oferecemos abrigo em nosso corpo, temperatura adequada, suprimento alimentar. Eles, em contrapartida, devolvem-nos vitaminas e outras substâncias que produzem, ajudam a sintonizar nosso sistema imunológico e nos defendem dos microrganismos menos bonzinhos.

Aqui, Alessandro delineia mais profundamente as complexidades dessas relações e como podemos, a partir de atitudes simples do dia a dia, alimentos e hábitos, manter essa simbiose, que vai ser a chave para a vida longeva e saudável.

Seja bem-vindo ao incrível mundo dos microrganismos!

Dra. Denise de Carvalho
Médica gastroenterologista que
trabalha com abordagem integrativa

APRESENTAÇÃO

Conheci o Alessandro em São Paulo no final de 2018, durante a Imersão Best-Seller, um curso para escritores ministrado pela Rosely Boschini, CEO da Editora Gente. Ele estava começando um dos seus maiores projetos de vida: seu livro, o mesmo que você tem em mãos neste instante.

Desde o início do curso, o que mais me chamou atenção a respeito do Alessandro foi sua inquietude e seu inconformismo com as "verdades" empurradas pelos livros de referência. Sendo uma pessoa do mundo acadêmico, sei que não é fácil – nem bem-visto – pensar "fora da caixa". Contudo, esta é uma das principais virtudes do ser humano comprometido com a ciência séria: pensar fora da caixa sem "sair da casa".

Pensar na contramão é um trabalho árduo, pois, para isso, é necessário ter uma formação acadêmica sólida! É semelhante ao que o famoso pintor Pablo Picasso fez: passou metade da carreira construindo a própria arte, para então desconstrui-la magistralmente. Depois de conhecer o Alessandro, consigo compará-lo ao Picasso, pois ele desenhou uma carreira sólida, com ampla fundamentação teórica, e suavizou os traços com a sua grande habilidade de simplificar a ciência sem correr o risco de deixá-la simplista, tornando-a útil para as pessoas que, de outra maneira, não teriam acesso a ela.

APRESENTAÇÃO

De fato, de teoria e informação o mundo está cheio. Entretanto, elas nada valem se não forem aplicáveis no dia a dia. Saber que a saúde do nosso cérebro depende da saúde do nosso intestino é apenas uma dentre tantas informações fornecidas por Alessandro nesta obra que certamente mudará a vida de muitos para sempre.

Obrigado, Alessandro!

Pedro Schestatsky
Fundador das empresas NEMO e LIFELAB e autor do livro
Medicina do amanhã

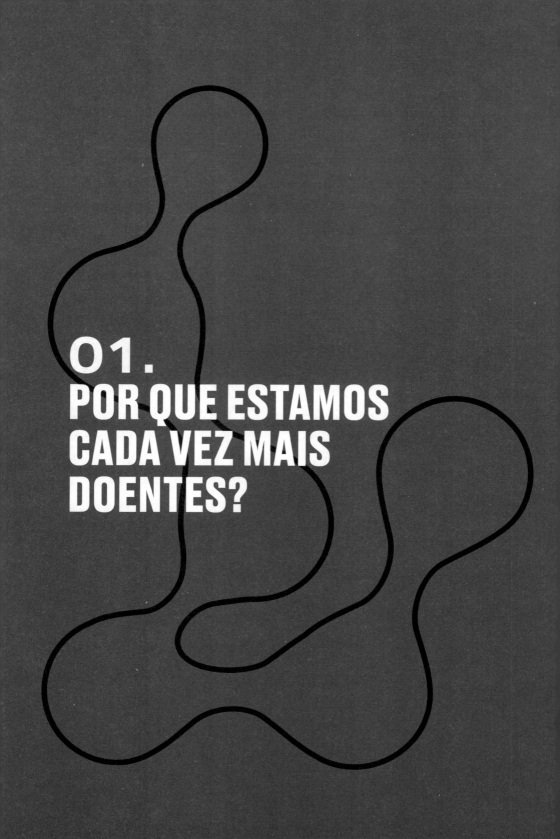

01.
POR QUE ESTAMOS CADA VEZ MAIS DOENTES?

Você pode ficar chocado com o que vou contar agora, mas o ser humano é apenas um hospedeiro de diversos microrganismos. Cada um de nós é um superorganismo, ou seja, há uma infinidade de espécies que convivem conosco, em nosso corpo, interagindo o tempo todo. O mais intrigante é que ninguém tem uma comunidade de microrganismos igual a de outra pessoa. O microbioma, que é o conjunto dos microrganismos (vírus, bactérias e fungos) presentes no corpo, é como a impressão digital: cada um tem a sua.

Porém, o mais curioso disso tudo é que os genes do nosso microbioma têm grande influência sobre a nossa saúde! E esse conhecimento não data de hoje: Hipócrates, o pai da Medicina, em 400 a.C., já dizia que as doenças começavam no intestino.[1] E quem trabalha para proteger o nosso organismo – ou melhor, faz o trabalho sujo – são as bactérias intestinais. Porém, diferentemente da época de Hipócrates, hoje já existem inúmeras comprovações científicas que confirmam essa teoria.

Embora soe curioso – em alguns momentos até assustador –, este livro vai explicar por que conhecer o seu microbioma não é apenas interessante, mas também necessário. Com a evolução da nossa espécie, conseguimos desenvolver diversos fatores que promoveram conforto, bem-estar e longevidade, por exemplo a invenção da eletricidade, o desenvolvimento do saneamento básico e as novas descobertas de medicamentos. Porém, nos esquecemos de que os principais responsáveis pelo que acontece com o corpo somos nós e, assim, terceirizamos a nossa saúde, esperando que um fator externo

---

1 LYON, L. "All disease begins in the gut": was Hippocrates right? **Brain**, Londres, v. 141, n. 3, p. E20, 2018. Disponível em: https://academic.oup.com/brain/article/141/3/e20/4850980. Acesso em: 28 abr. 2020.

O LADO BOM DAS BACTÉRIAS

seja o responsável pelo futuro de nosso corpo e de nossa mente. Os resultados dessa terceirização estão cada vez piores:

- Atualmente, vivemos um aumento de casos de obesidade, o que afeta a saúde física e mental. No Brasil, o Ministério da Saúde reporta que 12,9% das crianças brasileiras de 5 a 9 anos são obesas e que 18,9% dos adultos estão acima do peso.[2] Nos Estados Unidos, entre 2015 e 2016, o índice de obesidade infantil (de 2 a 19 anos) era de 18,5 %, e, nos adultos, era de 39,8 %;[3]
- Cada vez dependemos mais de medicamentos para dormir melhor (calmantes), sentir menos dores (analgésicos e anti--inflamatórios), tratar infecções (antibióticos), amenizar processos alérgicos (corticoides), lidar com a depressão (antidepressivos) ou com a ansiedade (ansiolíticos), mas ignoramos completamente que qualquer medicamento possui efeitos colaterais e reações adversas;
- São muitos os fatores que podem influenciar a ocorrência da cesárea em vez do parto natural e os impactos disso no desenvolvimento do bebê nem sempre são explicitados pelos médicos às gestantes. Segundo estudo publicado na revista *The Lancet*, um dos maiores periódicos médicos do mundo, as crianças nascidas

---

2 BRASIL. Ministério da Saúde. **Obesidade infantil traz riscos para a saúde adulta**. Disponível em: https://antigo.saude.gov.br/noticias/agencia-saude/45494-obesidade-infantil-traz-riscos-para-a-saude-adulta. Brasília, 3 jun. 2019. Acesso em: 28 abr. 2020.

3 HAILES, C. *et al.* Prevalence of obesity among adults and youth: United States, 2015-2016. **NCHS Data Brief**, Atlanta, n. 288, out. 2017. Disponível em: https://www.cdc.gov/nchs/data/databriefs/db288.pdf. Acesso em: 28 abr. 2020.

de parto cesariano têm maior probabilidade de desenvolverem alergias, asma e obesidade;[4]

- Segundo o Centers for Disease Control and Prevention (CDC),[5] centro de controle e prevenção de doenças dos Estados Unidos, em 1975 o autismo afetava uma a cada cinco mil crianças, mas em 2018 esse número evoluiu para uma a cada 59 crianças;

- O câncer, uma doença que assola a humanidade, é um fantasma que nos preocupa diariamente. Em 2018, segundo a Organização Mundial de Saúde (OMS),[6] 9,6 milhões de pessoas morreram de câncer, sendo essa a causa de morte mais comum no mundo. Estima-se que um a cada oito homens vai falecer em decorrência dessa doença, sendo que nas mulheres a prevalência é menor, uma a cada onze.

Com certeza você já deve ter visto outras estatísticas alarmantes e a cada dia surge uma nova, mas infelizmente a maioria das pessoas se assusta por poucos minutos, reflete que precisa ser mais saudável e volta à vida normal. A cada dia que passa, as pessoas têm convivido com mais estresse, angústia e depressão. Por mais

---

4 SANDALL, J. *et al*. Short-Term and Long-Term Effects of Caesarean Section on the Health of Women and Children. **The Lancet**, Londres, v. 392, n. 10155, p. 1349-1357, 13 out. 2018. Disponível em: https://www.thelancet.com/journals/lancet/article/PIIS0140-6736(18)31930-5/fulltext. Acesso em: 28 abr. 2020.

5 DATA & Statistics on Autism Spectrum Disorder. **Center of Diseases Control and Prevention** [s.d.]. Disponível em: https://www.cdc.gov/ncbddd/autism/data.html. Acesso em: 16 nov. 2019.

6 WORLD HEALTH ORGANIZATION. **Latest global cancer data:** cancer burden rises to 18.1 million new cases and 9.6 million cancer deaths in 2018. Press Release n. 263, Genebra, 12 set. 2018. Disponível em: https://iarc.who.int/wp-content/uploads/2018/09/pr263_E.pdf. Acesso em: 22 out. 2019.

contraditório que possa parecer, com o avanço da medicina as pessoas têm vivido mais, porém com menos qualidade.[7] Cada vez mais usam medicamentos para a "cura" de seus problemas, procurando tratamento para doenças que sequer existem.

Você sabia que a previsão é de que em 2050 a principal causa de morte no mundo seja por bactérias multirresistentes, superando os óbitos por câncer e por infarto?[8] E somos nós, dia após dia, que construímos esse futuro iminente usando remédios a torto e a direito para aliviar qualquer dor ou desconforto imediatamente, mascarando sinais do que mais tarde pode se tornar algo grave. Estamos vivendo a era do imediatismo, do resultado rápido, inclusive no uso de remédios. E isso vai nos destruir.

Eu mesmo venho de uma linha de pensamento antibiose, ou seja, acreditava que era necessário matar as bactérias. E, hoje, inverti esse eixo. As coisas evoluíram, mas pouca gente consegue acompanhar o processamento e o ritmo das informações que temos a nosso dispor. Conforme comecei a entender a atuação das bactérias que moram em nosso intestino, compreendi que todas têm a sua função específica. Passei a perguntar por que estávamos combatendo quem nos ajuda. Evidentemente que quando existe uma infecção, é preciso que ela seja combatida, mas hoje existe um uso indiscriminado de antibióticos e as bactérias tornam-se cada vez mais resistentes.

---

7 EM 2019, expectativa de vida era de 76,6 anos. **Agência IBGE Notícias**, 26 nov. 2020. Disponível em: https://agenciadenoticias.ibge.gov.br/agencia-sala--de-imprensa/2013-agencia-de-noticias/releases/29502-em-2019-expectativa-de--vida-era-de-76-6-anos. Acesso em: 21 jan. 2021.

8 O'NEILL, J. Tackling drug-resistant infections globally: final report and recommendations. **The Review on Antimicrobial Resistance**, Londres, maio 2016. Disponível em: https://amr-review.org/sites/default/files/160525_Final%20paper_with%20cover.pdf. Acesso em: 16 nov. 2019.

O pior é que as crianças são as maiores vítimas desse senso comum que nos assola. Por exemplo, os pais levam os filhos ao pediatra com a queixa de dor de garganta. O médico, algumas vezes, prescreve antibiótico. A pergunta é: por que a prescrição de antibiótico se, segundo a Sociedade Americana de Doenças Infecciosas (IDSA), a imensa maioria dos casos é viral?[9] Uma infecção viral pede que a pessoa fique de repouso, se hidrate e talvez use um antitérmico no caso de febre alta. Então, em três dias o corpo se incumbiu de fazer o trabalho e o sistema imunológico foi fortalecido. Contudo, muitas pessoas não querem esperar dois ou três dias para melhorar, preferindo o antibiótico mesmo sem saber se é uma infecção bacteriana ou viral. Mas antibióticos não matam vírus.

No documentário brasileiro *Muito além do peso*, dirigido por Estela Renner,[10] percebemos que vivemos uma epidemia de obesidade infantil. E por esse motivo, pela primeira vez na história, crianças começaram a apresentar doenças que antes eram comuns apenas aos adultos. Doenças como diabetes tipo 2, problemas cardiovasculares, depressão. De acordo com o documentário, 33% das crianças brasileiras já são consideradas obesas e mantêm péssimos hábitos alimentares graças aos produtos alimentícios de baixa qualidade nutricional comercializados pelas indústrias de alimentos. Essa é uma combinação de fatores explosiva e potencialmente destrutiva para crianças e adultos.

---

9 MILLER, M. *et al*. A Guide to Utilization of the Microbiology Laboratory for Diagnosis of Infectious Diseases: 2018 Update by the Infectious Diseases Society of America and the American Society for Microbiology. **Clinical Infectious Diseases**, Oxford, v. 67, n. 6, p. e1-e94, set. 2018. Disponível em: https://doi.org/10.1093/cid/ciy381. Acesso em: 27 out. 2019.

10 MUITO ALÉM DO PESO. Direção: Estela Renner. [S. l.], 2012. 1 vídeo (84 min). Disponível em: https://muitoalemdopeso.com.br/. Acesso em: 1 nov. 2020.

Ao mesmo tempo, já estão sendo criados centros de tratamento para depressão e suicídio em crianças e adolescentes – e os problemas que antes víamos apenas em adultos agora são recorrentes nos mais jovens, que repetem padrões e hábitos de pais desinformados. Além disso, muitas dessas crianças vão tomar anti-inflamatório porque não querem ter nem dor nem febre, deixando de identificar as respostas do corpo. Uma inflamação, por exemplo, é a resposta do organismo à presença de bactérias. Assim, por que vou tomar um remédio para diminuir o combate do meu organismo aos microrganismos invasores? Estamos enfraquecendo nosso organismo em prol de um bem-estar momentâneo e passageiro. Aquela pessoa que em dois ou três dias se recuperaria da infecção está destruindo sua imunidade ao usar um antibiótico, ainda mais porque provavelmente a causa da infecção não é uma bactéria.

Evidentemente, esta informação é muito ruim para a indústria farmacêutica, visto que quanto mais vendem medicamentos, maior o lucro. Então, muitas vezes, eles não se preocupam com os excessos de indicações clínicas. Mas e você? Está preocupado com a sua longevidade? Quem está cuidando do seu organismo, você ou essa lucrativa indústria?

VOCÊ ESTÁ CUIDANDO DA SUA SAÚDE? LEIA AS QUESTÕES ABAIXO E MARQUE AS RESPOSTAS DE ACORDO COM SUA ROTINA.

1 – Sofre com rinite, bronquite ou outros processos alérgicos que o fazem tomar medicamentos como anti-histamínicos ou corticoides?

SIM ☐   NÃO ☐

POR QUE ESTAMOS CADA VEZ MAIS DOENTES?

2 – Come alimentos industrializados, com altas taxas de açúcares ou fast-food duas ou mais vezes por semana, mesmo sabendo que faz mal para a saúde?

SIM ☐   NÃO ☐

3 – Sofre com doenças infecciosas, fazendo uso regular (pelo menos uma vez por ano) de antibióticos?

SIM ☐   NÃO ☐

4 – Após um dia péssimo em que um monte de coisas dá errado e você está de mal com a vida, come uma barra de chocolate para se sentir melhor?

SIM ☐   NÃO ☐

5 – Tem dificuldade para se concentrar, sente-se cansado, sem foco e frustrado por não conseguir fazer o que era esperado?

SIM ☐   NÃO ☐

6 – Tem uma relação ruim com a comida, come muito mais do que precisa, mais por gula do que por necessidade?

SIM ☐   NÃO ☐

7 – Apresenta um intestino desregulado, ficando dias sem ir ao banheiro, e em alguns vai duas ou mais vezes?

SIM ☐   NÃO ☐

8 – Costuma se irritar com facilidade, qualquer coisa simples já incomoda e perde rapidamente a paciência com as pessoas?

SIM ☐   NÃO ☐

9 – O estresse e a ansiedade são uma constante na sua vida? Está sempre sofrendo por antecipação?
SIM ☐   NÃO ☐

10 – Apesar de procurar ter uma boa qualidade de vida, controlar a alimentação e praticar alguma atividade física, está acima do peso e com muita dificuldade em reduzi-lo?
SIM ☐   NÃO ☐

Se respondeu SIM para quatro ou mais perguntas há uma grande probabilidade de estar com um desequilíbrio da microbiota intestinal. Mas não se preocupe, ao longo do livro vou explicar melhor o que isso significa e como melhorar sua saúde.

INVERTENDO O EIXO

— Alessandro, a vida está impossível de se viver!

Foi com essas palavras que meu amigo Lúcio começou a nossa conversa. Perguntei a ele o que tanto o afligia, já que o conhecia de longa data e sabia que tinha um casamento duradouro, um emprego estável com um bom salário, uma filha saudável. Era uma pessoa aparentemente normal e feliz. Mesmo assim, ele parecia derrotado.

— Ah... eu não aguento mais... minha vida tem sido muito estressante...

Então pedi que ele relatasse sua rotina: acordava às 6h, levava a filha à escola, pegava um pãozinho francês na padaria e comia no carro, a caminho do trabalho. Chegava ao escritório e trabalhava exaustivamente, com pausas para cafés. Seus almoços eram

POR QUE ESTAMOS CADA VEZ MAIS DOENTES?

basicamente engolidos. Pedia algo no escritório mesmo, ou comia num local que servia refeições por quilo. Sempre enchia o prato com opções gordurosas, massas e doces, porque aquilo trazia alguma sensação de bem-estar em um dia cheio de atribulações.

Ao sair do trabalho, já no fim da tarde, dirigia para casa exausto e preocupado, e, quando chegava, sempre tomava uma bebida alcoólica para "relaxar". Geralmente acordava no dia seguinte ainda mais cansado, e às sextas-feiras comemorava que a semana tinha terminado. Só que aos finais de semana – para tentar compensar a semana de martírio que tinha – fazia churrascos, comia e bebia em excesso e não descansava. Naquele ano tivera dois princípios de infarto e vários episódios de processos inflamatórios. Estava acima do peso, assim como sua esposa, que também estava fazendo tratamento para diabetes. Ambos não conseguiam sair do círculo vicioso e tinham dificuldade de identificar que aquela rotina e hábitos estavam destruindo qualquer possibilidade de vida saudável.

Lúcio certamente não é o único caso assim. Você deve conhecer pessoas que chegam em casa cansadas, estressadas e frustradas e utilizam estratégias prazerosas de compensação. Alguns comem, outros bebem, outros gastam. Muitas pessoas estão vivendo um ciclo de adoecimento que só conseguem perceber quando a corda arrebenta. As inflamações e infecções recorrentes são apenas sinais geralmente ignorados de algo maior. O mal-estar físico e psíquico não é levado em conta, a insatisfação crescente com o tipo de vida levada, então, nem é citada.

Conheço inúmeros alunos e amigos que relatam sobre a "era da ansiedade". Pessoas cujos hábitos são absolutamente destrutivos e acreditam que aqueles sintomas vão se resolver num passe de mágica ou que surgirá algum remédio que os salve. Em geral, pessoas que agem dessa maneira acabam tendo resultados indesejados em todas as áreas da vida e compensam com comida ultraprocessada ou bebida em excesso. Você deve conhecer pessoas que sofrem com dores constantes e infecções repetidas. O pior é que isso tem acontecido com frequência, inclusive com as crianças.

Alguns pais queixam-se dos processos alérgicos dos filhos, das constantes infecções, da grande dependência de corticoides e antibióticos... Entretanto, agem como se fosse comum e normal ter uma vida assim. Outras pessoas contam que sofrem com a balança e uma esmagadora maioria se queixa de estar deprimida e desmotivada para cumprir seus afazeres. Ao mesmo tempo, todo mundo quer viver mais, melhor e com saúde. Sonham em ter longevidade, a vida saudável que as blogueiras do momento postam nas redes sociais, viver com um corpo harmônico, sem doenças, feliz, sentir bem-estar todos os dias.

Esse senso comum que se criou e torna-se cada vez mais normal está destruindo a saúde de grande parte da população.

É o mesmo senso comum das rodas de conversa em que grávidas dizem que não há a menor diferença entre cesárea e parto normal e que amamentar é coisa para quem não tem dinheiro para leite artificial. Essas pessoas, infelizmente, são conduzidas a pensar de determinada maneira pela indústria ou por profissionais da saúde que não estão efetivamente preocupados com o bem-estar dos bebês.

Imagine se cada criança com dor de garganta atendida pelo pediatra precisasse retornar ao consultório dois dias depois para que o profissional avaliasse a evolução do quadro. Como isso nem sempre é possível, quem paga o preço, com a própria saúde, é o paciente. Inverter o eixo é observar a sociedade e questionar para onde esse e outros comportamentos nocivos estão nos levando.

UM RELATO PESSOAL

É indiscutível que a maior motivação para a mudança parte de uma grande necessidade pessoal. Infelizmente somos seres reativos e ignoramos coisas que, de tão simples, nos parecem óbvias. Posso citar meu próprio exemplo: um professor de microbiologia que passou boa parte da vida estudando como diagnosticar e tratar doenças infecciosas, sempre vendo os microrganismos como agentes maléficos. Com o nascimento do meu filho, tudo mudou na minha vida.

Hoje sou um farmacêutico bioquímico que começou a trabalhar com microbiologia diagnóstica e passou a questionar todo o sistema de saúde em que estava inserido após se tornar pai. A quebra do meu padrão começou no dia do nascimento do Victor Hugo, em 4 de março de 2002.

Eu me formei em 1997 e comecei a trabalhar em microbiologia, que é a área das ciências biológicas que estuda os microrganismos. Eu investigo a presença de bactérias patogênicas no organismo das pessoas. Se você fizer um exame de urina e for detectada uma infecção urinária, por exemplo, eu verifico seu histórico para apresentar um diagnóstico preciso e confiável. Eu amo meu trabalho e, acima de tudo, amo pesquisar e estudar.

No dia em que meu filho nasceu, surpreendentemente, eu estava indo fazer matrícula em meu curso de especialização. A mãe dele,

O LADO BOM DAS BACTÉRIAS

minha esposa na época, teve que ficar internada por causa de uma anemia grave e ele nasceu com um tamanho maior que o normal, com mais de quatro quilos. No dia seguinte ao seu nascimento, eu fui a Curitiba para fazer minha matrícula na especialização em Microbiologia.

Eu sou um profissional metódico e obcecado por resultados precisos e lineares, e sempre me dediquei ao estudo das bactérias enquanto o tempo passava do lado de fora do laboratório. E quando o tempo passa lá fora, do lado de dentro não percebemos certas coisas. Justo eu, que analisava seres microscópicos, não tinha tido sensibilidade para enxergar algo que estava escancarado diante de todos. Então, quando meu filho completou 2 anos, fomos chamados na escola.

As professoras foram cuidadosas, mas trouxeram uma preocupação inesperada:

— Acreditamos que seu filho tenha algum problema auditivo.

Aquela suposição existia porque ele não reagia quando elas o chamavam. Ficamos surpresos. Até aquele instante não havíamos notado nada diferente nele. Embora ainda não falasse, era muito afetuoso e acreditávamos que tudo aconteceria no tempo dele. A única coisa que notamos diferente no padrão do Victor é que ele gostava de passar bastante tempo deitado no chão – ou melhor, com o ouvido encostado no piso.

Fomos fazer os exames e o resultado nos trouxe um alívio: a audição dele era ótima, mas aí descobrimos que ele tinha uma otite (infecção de ouvido) crônica. Seu ouvido doía tanto que era por isso que ele havia se acostumado a deitar no chão daquele jeito, para aliviar a dor. O otorrino alertou sobre uma possível infecção e adotamos todos os cuidados possíveis. Contudo, na solicitação de exames pelo médico, uma surpresa: ele tinha escrito, como quem faz uma observação qualquer, "investigação de autismo".

Aquelas palavras soaram indigestas e saímos do consultório calados. Na época ninguém sabia direito o que era autismo, não era um assunto disseminado. E, por incrível que pareça, eu não conseguia acreditar naquilo. Não com meu filho. Não daquela forma.

Pela primeira vez, eu não sabia o que fazer. Aquilo tinha me desestabilizado por completo. Ver aquela palavra numa prescrição médica do meu filho era diferente de quando eu, como profissional, destacava com perícia resultados objetivos com base em dados microscópicos e cruzamento de informações precisas. Investigar autismo era uma suspeita séria para ser levantada daquela maneira.

Sem saber o que fazer ou como confrontar aquele profissional, pensei em dezenas de soluções possíveis, até que tive a ideia de agendar uma consulta com a desculpa de que queria avaliar um desvio de septo. Eu realmente tinha um desvio e nunca tinha dado bola para isso, mas precisava de uma desculpa coerente para agendar uma consulta com ele. Na verdade, porém, o que eu queria era testá-lo, verificar quão responsável e cuidadoso ele era com seus pacientes.

Ele foi extremamente ético. Disse que como eu não era atleta, não precisava operar, porque era uma cirurgia agressiva, e comentou que o pós-operatório era horrível. Diante disso, aquela impressão que tive quando lera a palavra "autismo" na prescrição médica começou a mudar. Eu havia duvidado dele, pensando que teve uma atitude inadequada, mas aparentemente não era o caso. Então, fiz a pergunta que tanto afligia meu coração. Soltei, como quem solta um peso do corpo para fora.

— O senhor escreveu na prescrição do meu filho que era para investigarmos autismo.

O LADO BOM DAS BACTÉRIAS

Ele ajeitou o corpo sobre a cadeira e inclinou-se para a frente:

— Eu não estou dizendo que ele tenha autismo, mas é bom investigar. Não sou especialista nessa área, mas sugiro que procurem um neurologista.

Respirei fundo, como quem ouvia o que não queria. Tentava lutar contra aquilo e quanto mais tentava, mais aquela realidade me incomodava.

Primeiro, fomos descartar a possibilidade de ele ter uma deficiência de origem genética e fizemos um exame para detectar a Síndrome do X Frágil. A criança com esse diagnóstico tem deficiência intelectual leve, com desenvolvimento neurológico até os 5 anos, atraso na fala, ansiedade e comportamento hiperativo. Embora um tratamento possa ajudar, é uma deficiência incurável.

Eu estava acostumado a trabalhar do outro lado, fazendo diagnósticos, mas quando recebi o resultado do exame, o tempo parou. O resultado foi positivo. Era como se o chão se abrisse debaixo dos meus pés e eu não tivesse mais onde me segurar. Li obsessivamente sobre a deficiência e sabia que era algo muito limitante e que meu filho não teria o desenvolvimento neurológico normal.

Fomos tentando conviver com aquele diagnóstico e marcamos uma consulta com uma geneticista. Entramos no seu consultório cabisbaixos e tristes. Ela, uma médica experiente e delicada, sorriu e perguntou por qual motivo estávamos tristes daquela forma. Recebi o impacto daquela pergunta e respondi, como se fosse óbvia a resposta.

— Porque meu filho tem uma limitação.

Ela continuou com seu olhar carinhoso, como se desse coragem para que eu prosseguisse desabafando sobre meus medos.

26

— Meu filho não vai ter uma profissão — disse, tentando justificar o motivo da minha frustração.

— E quem disse que ter uma profissão é sinônimo de felicidade? Essa é uma perspectiva sua, não necessariamente será a do seu filho — ela rebateu.

Eu continuava incomodado.

— Ele não vai ter uma vida normal. Não vai se casar...

Ela continuava implacável.

— Por que você acha que isso seria importante para a vida dele? Tem tantos casais juntos e infelizes...

Continuei dando motivos e ela rebatia a todos eles, até que disse:

— Veja bem... vocês precisam pensar de acordo com parâmetros novos. Ele vai ter uma nova vida, do zero. E ter outros padrões de felicidade. E tenho certeza de que será uma criança muito feliz, porque terá um acompanhamento especial, tem pais dedicados e vai desenvolver parâmetros diferentes.

Então, a conversa migrou para outra linha de raciocínio: de como criamos alguns padrões de felicidade que não são das crianças, e sim nossos. Entendi naquele momento que ele não precisava ter prosperidade financeira, faculdade, filhos, casamento. Entendi que ele poderia ser feliz sem nada disso. Mas eu vinha do mundo da medicina diagnóstica, eu estava apenas observando o padrão.

Estava habituado com os padrões. Eles me davam certezas e eu os estudava para apresentar resultados confiáveis. Era difícil para mim, naquele momento, quebrar um deles.

Saímos dali ainda com a sensação indigesta de que tudo ia mudar. Para quem está acostumado com o pensamento linear, era aterrorizante pensar em mudar. Mas aquele seria só o começo de uma vida fora dos padrões. Eu ainda não sabia, mas seria exigido de mim encontrar novos caminhos e quebrar paradigmas para que pudesse crescer.

A investigação sobre os microrganismos que habitam o corpo humano estava apenas começando e eu sabia muito pouco sobre como preservar uma saúde integral ou ter bem-estar, mesmo diante de qualquer diagnóstico. Eu mal sabia que tudo começava no intestino. E para alguém que vive no modo automático, não é nada óbvio o que passei a descobrir. Com isso, meu conceito de vida saudável foi transformado por completo. As certezas do que era uma vida "normal" cairiam por terra dali em diante. Eu nunca mais veria o mundo do mesmo jeito.

É confortável viver uma vida "normal". Eu já fui assim, era uma pessoa que não contestava nada que os médicos diziam, que fazia o que os outros faziam.

> **No entanto, aprender a construir um caminho diferente, invertendo o eixo e a direção, é o que nos salva de uma vida medíocre. E, acredite: é preciso contestar tudo que se lê e que se ouve. É preciso fazer perguntas.**

Quando, porém, meu filho teve o diagnóstico do X Frágil, eu não ousei questionar. Diagnóstico, para mim, era como lei, estava escrito, tinha sido comprovado. Na época levamos o Victor para uma clínica especializada em X Frágil, e os profissionais logo disseram que ele não tinha característica sindrômica.

— Pode ser que estejamos enganados, mas precisamos confirmar, porque este diagnóstico parece estar errado.

Fizemos mais exames com ele e, quando o laboratório ligou para coletar uma nova amostra, eu já sabia que tinha dado algo

POR QUE ESTAMOS CADA VEZ MAIS DOENTES?

errado. Eu sou de laboratório, sei que quando ligamos para o paciente é porque o resultado provavelmente não bateu com o anterior. Esperamos e foi confirmado que realmente ocorreu um falso positivo anteriormente.

Ao mesmo tempo que dava um alívio, entendíamos que era a hora de avaliar seu grau de autismo. Para mim, como pai, era uma dificuldade imensa não saber o que ele estava sentindo. Da criança que não verbalizava a dor de ouvido e preferia ficar com a orelha grudada no chão, sem expressar o mínimo desconforto, o Victor se tornou uma criança que exigiu um olhar atento e paciente da minha parte.

E eu ainda não sabia quais eram os gatilhos que o deixavam desconfortável e muito menos que, com seu crescimento, viriam as crises de fúria.

Ainda me lembro da primeira delas. Eu o levava para a escola todos os dias e sempre que entrávamos no carro colocava o mesmo CD com a mesma música. Ele tinha 5 ou 6 anos. Eu fazia todos os dias exatamente o mesmo percurso, enquanto ele ouvia o CD, aparentemente distraído. Só que, numa tarde, por qualquer motivo, entrei numa rua diferente. E o que parecia uma simples mudança na rota se tornou algo que o desestabilizou completamente. O acesso de fúria foi tão intenso que até hoje não me esqueço. Ao mesmo tempo em que criávamos novos padrões, tínhamos que obedecer aos padrões dele. E não entender o que desencadeava as crises podia ser desesperador. De todas as vezes que lidamos com essas situações, aquelas em locais públicos foram as que mais nos deixaram sem saber como agir. Para as pessoas, não é "normal" ver uma criança tendo um acesso de fúria e arranhando o pai que tenta contê-la.

Os dias complicados que passei tentando decifrar aquele enigma não me traziam qualquer resposta. Só mais dúvidas. Eu convivia com

O LADO BOM DAS BACTÉRIAS

pessoas de todos os tipos. E mesmo que certos comportamentos fossem normalizados na sociedade, conviver com o que era considerado "normal" começava a me gerar um incômodo que já não conseguia esconder. Via cada vez mais pessoas estressadas, angustiadas, deprimidas, medicadas e ao mesmo tempo sentia que precisava buscar uma qualidade de vida melhor para o meu filho. Percebia que com o avanço da medicina as pessoas viviam mais, porém com menos qualidade de vida. Pessoas utilizando medicamentos de uso contínuo que tratavam doenças que nem existiam, negligenciando males e um senso comum com o qual eu não conseguia colaborar.

Se os acessos de fúria do Victor eram externalizados, os meus permaneciam internos. Eu me consumia por dentro ao perceber pessoas próximas lidando com a saúde de maneira tão negligente. Pessoas que poderiam ter uma saúde física, emocional, mental e espiritual plena estavam jogando no lixo toda a oportunidade de viverem o pleno potencial. Lembro-me de que quando tive a minha primeira aula de Farmacologia na universidade – minha grande preocupação era saber quais as indicações para uso dos medicamentos, e a professora disse o seguinte:

— Não tem que usar remédio.

Os alunos ficaram em polvorosa. Como assim, não precisava usar remédio? Como ela dizia aquilo numa graduação de Farmácia?

— Se estivéssemos na Idade Média, a senhora seria queimada na fogueira da inquisição — comentei em tom de brincadeira. Era quase uma heresia.

E o que ela respondeu naquele dia foi de grande valia para mim em muitos momentos da vida:

— Temos que tomar remédio com indicação. Por qualquer remédio que você usar, vai pagar o preço.

POR QUE ESTAMOS CADA VEZ MAIS DOENTES?

Quando comecei a entender que existia um grande aumento de publicações em revistas renomadas demonstrando o papel das bactérias intestinais nas manifestações clínicas de crianças autistas, mudei meu foco: percebi que nas bactérias poderia estar a solução do nosso problema. Desde então, adotamos estratégias alimentares simples, com algumas suplementações, que auxiliaram nosso filho a melhorar a qualidade de vida.

Por causa da minha experiência e de todas as pesquisas que são realizadas, posso afirmar que a chave do bem-estar reside em seu organismo.

O medicamento tem uma razão de existir. Se a pessoa está com uma infecção urinária, deve tomar um antibiótico. Porém, sempre com indicação clínica e prescrita por um médico. Não adianta acabar com a bactéria que é boa para o intestino. Hoje, o que falo gera estranheza, tudo que quebra um paradigma gera estranheza. Esse foi o desafio que meu filho me trouxe. E talvez tenha sido o maior presente que já ganhei na minha vida.

VIVA MAIS E MELHOR!

Quanto maior a expectativa de vida do ser humano, mais dúvidas surgem. Será que é bom viver mais, se a qualidade de vida for apenas satisfatória? Adianta viver mais anos em piores condições de saúde? Será que você vive melhor do que a sua avó vivia quando tinha sua idade? Em algum momento da sua vida você vai se deparar com essas perguntas. E não podemos ser coniventes com a destruição do nosso corpo. Precisamos, efetivamente, de sabedoria para zelar pela saúde e ter a consciência de que podemos ser responsáveis para viver mais e melhor.

Minha avó tem 92 anos e, acredite ou não, não come industrializados. Come comida de verdade, tem a própria horta em casa e uma saúde invejável. Seu estilo de vida proporcionou a vida e a saúde que ostenta hoje. É tão notável que ela inclusive deu entrevista recentemente a um canal de televisão, exibindo sua longevidade. Viver mais e melhor é a meta que devemos buscar com mais energia do que buscamos riqueza material. Infelizmente, poucos sabem que uma poderosa ferramenta para se ter uma boa saúde em todos os níveis é cuidar da alimentação e do seu intestino. E quem faz o trabalho pesado no seu sistema digestivo são as bactérias intestinais.

É justamente nesse ponto que entra minha fonte de pesquisa e dedicação ao longo dos últimos anos. Eu desejo mostrar como você, a partir de pequenos hábitos, pode modificar a estrutura da sua vida para sempre, tornando-se uma pessoa mais feliz, saudável e ativa. No momento, muitas vezes sem saber, você está destruindo as bactérias que podem agir em seu benefício. Porém, nas próximas páginas, eu mostrarei como você pode mudar essa situação. Estamos acostumados a falar sobre as bactérias sob um ponto de vista bastante negativo. Historicamente, lembramos delas como grandes vilãs, mas de um tempo para cá a ciência evoluiu de tal forma que começamos a descobrir que as bactérias desempenham outros papéis, alguns de extrema importância para a manutenção do nosso bem-estar geral.

"Mas, Alessandro, não tomo antibiótico e minha alimentação é super-regrada. O meu perfil é de uma pessoa saudável." É mesmo? Será que você come carne bovina e frango? Você sabia que mais da metade dos antibióticos produzidos no mundo é destinada para uso animal visando engordar os animais que serão abatidos? Pois aquele frango grelhado inocente que come no almoço e no jantar pode estar deixando você com excesso de antibióticos no organismo!

Aqui vai uma pequena curiosidade chocante: nas granjas, onde são criados milhares de frangos, se um deles pegar uma infecção, vai transmitir para os outros e todos morrem. Imagine o impacto disso numa cadeia produtiva de uma grande granja. Por isso, as rações são cheias de antibióticos e hormônios. Dessa forma, todos engordam mais rapidamente e não têm nenhuma doença. Sim, os mesmos antibióticos que engordam os frangos também nos engordam. Se você está se perguntando como o governo permite isso, saiba que caso o Ministério da Agricultura, Pecuária e Abastecimento (MAPA) proibisse totalmente o uso de antibióticos nas rações, o tempo de engorda seria maior, a perda de animais por doenças seria maior e o preço do quilo da carne e o do frango aumentaria muito, causando grande impacto econômico.

Se ficou surpreso com esta notícia, já aviso que até o final do livro vou apresentar tantas informações desse tipo que seus padrões vão mudar e a sua vida também.

É POSSÍVEL MELHORAR A VIDA QUE ESTOU VIVENDO?

É por ter descoberto como mudar hábitos e tomar atitudes novas para proporcionar a todos nós uma vida completamente diferente, mais feliz, sem dores e sem medicações desnecessárias que escrevi este livro. Cansei de ver pessoas sofrendo desnecessariamente apenas por não saberem como pequenas mudanças de comportamento podem impactar profundamente sua qualidade de vida atual e futura. Durante muito tempo, sofremos com as manifestações clínicas do meu filho, sem saber que a ALIMENTAÇÃO poderia nos ajudar a

O LADO BOM DAS BACTÉRIAS

diminuir as crises. Antes de entender como poderia ajudá-lo, foram anos vivendo irritado, triste e sem conseguir perceber o óbvio: a boa comida é o melhor remédio que podemos tomar.

Só que o óbvio se torna visível apenas quando adquirimos conhecimento. Após anos procurando uma solução para dar ao meu filho uma vida saudável, feliz e longeva, descobri que tudo isso pode ser evitado com estratégias simples, que estão estritamente conectadas com o nosso microbioma. A solução não está no remédio. Está dentro de você. São 100 trilhões de bactérias de diferentes espécies, prontinhas para entrar em ação. É só dar o alimento correto que elas defenderão seu organismo de doenças e diminuirão os índices de depressão, ansiedade, insônia e irritabilidade. Elas vão criar um ambiente propício para o seu bem-estar. Afinal, elas existem para isso. Deixe o trabalho para elas.

Neste livro, eu o ajudarei a entender qual é a relação entre causa e efeito na sua saúde, quais são as medidas simples que podem fazer com que sua vida possa ser plena de saúde – física, mental e emocional. Você aprenderá a decifrar o seu organismo e a conhecer as suas maiores aliadas, as bactérias – que vivem dentro de você e estão prontas para ajudar. Vou ensinar você a criar um exército de bactérias que serão acionadas para trazer tudo aquilo de que você precisa. Esse é um exército que só pode cultivar, mas asseguro que vale a pena, pois ele tem o intuito de proteger o seu organismo de tudo, de criar condições para o seu bem-estar e de – acredite – produzir felicidade. Tudo isso aí, dentro do seu poderoso intestino.

QUE TIPO DE VIDA VOCÊ ESTÁ VIVENDO?

Pense em detalhe alguns dos seus hábitos mais básicos e marque-os nesta página. Ao longo do livro, avaliaremos o seu comportamento e como você poderá melhorá-lo.

1 – Quanto tempo você dorme por noite? Qual é a qualidade desse sono? (Descreva se você acorda muito, se sua durante a noite, se ronca, se sonha...).

2 – Como são seus hábitos alimentares? Como são os intervalos entre as refeições? Não descreva apenas o café da manhã, o almoço e o jantar, pense nos lanchinhos que você faz durante o dia e nas vontades que tem.

3 – Como é a sua rotina? A que horas acorda, quantas horas tem dormido por dia, quanto tempo por dia fica sentado, praticando exercícios físicos ou descansando? Você tem ideia de quantos passos dá por dia?

4 – Você costuma tomar medicamentos? Se sim, são prescritos por médicos? Descreva todos os medicamentos que toma sem prescrição e por que os utiliza.

5 – Quanto açúcar consome por dia? Consegue quantificar em colheres de chá o que usa em cafezinhos, sucos, chás etc.?

6 – Quantos antibióticos tomou nos últimos dois anos? Eu sei que todos foram com prescrição, mas é bom listar aqui.

O LADO BOM DAS BACTÉRIAS

7 – Está no peso ideal? Caso não esteja, quantos quilos acima? Qual era o seu peso há dois anos? Com quantos quilos quer estar daqui a seis meses?

8 – Quantas vezes você vai ao banheiro por dia? Se não tem periodicidade diária, qual a frequência semanal? Você sente dores ao defecar? Suas fezes são moles?

9 – Vai regularmente ao médico? Quantas vezes foi nos últimos dois anos? Anote aqui quais médicos você visitou (ginecologista, cardiologista, oftalmologista...) e diga se era uma consulta preventiva (check-up ou rotina) ou curativa (estava com algum problema e precisava resolver).

10 – Qual foi a última vez que fez exames de laboratório? Servem exames de fezes, urina ou sangue. Anote aqui a data e o motivo para realização destes exames (check-up, rotina, febre, dor...).

11 – Sofre com alguma doença crônica? Aqui vale listar qualquer doença que tenha sido diagnosticada, mesmo que não esteja incomodando atualmente.

12 – Qual seu tipo de alimentação: come muita carne, verdura, fruta, legumes? Come doces habitualmente? E alimentos industrializados (conta qualquer comida que venha empacotada)?

13 – Sabe dizer se nasceu de parto normal ou cesárea? Se a amamentação foi no peito ou por fórmula? Se não souber e tiver a oportunidade, pergunte a sua mãe.

POR QUE ESTAMOS CADA VEZ MAIS DOENTES?

14 – Com qual frequência utiliza alimentos fermentados? Se você não sabe, alimentos fermentados são aqueles ricos em bactérias boas (probióticos): chucrute, picles, kombucha, kefir, molho de soja (shoyu), vinagre de maçã, iogurtes fermentados (prefira os naturais, sem corantes e sabores artificiais).

Essas são perguntas para você refletir sobre sua saúde: procurar manter o que está adequado e melhorar o que está deficiente. Não se preocupe, vamos conversar mais sobre esses temas ao longo do livro.

O LADO BOM DAS BACTÉRIAS

VOCÊ SABIA?

- Possuímos cerca de 100 trilhões de bactérias: na ponta de um de nossos dedos estão cerca de 50 milhões delas.[11]
- Carregamos cerca de 2 quilos de bactérias intestinais. Para se ter uma ideia, nosso cérebro e fígado pesam aproximadamente 1,5 quilo cada.[12]
- Em um grama de fezes, correspondente ao tamanho de uma ervilha, há mais bactérias do que pessoas na Terra.[13]
- Temos aproximadamente 23 mil genes próprios; no nosso microbioma existem em torno de quatro milhões de genes.[14]
- A primeira descrição oficial dos microrganismos benéficos foi feita no início do século passado por Ilya Mechnikov. Sua pesquisa reportou que microrganismos presentes em leites fermentados aumentariam a longevidade.[15]

11 COLLEN, A. **10% humano**. Rio de Janeiro: Sextante, 2016.

12 *Ibidem*.

13 ENDERS, G. **O discreto charme do intestino: tudo sobre um órgão maravilhoso**. 3. ed. revista e ampliada. São Paulo: WMF Martins Fontes, 2017.

14 GILBERT, J. et al. Current understanding of the human microbiome. **Nature Medicine**, n. 24, p. 392-400, 2018. Disponível em: https://www.nature.com/articles/nm.4517. Acesso em: 21 jan. 2021.

15 ILYA Mechnikov – Biographical. **The Nobel Prize** [s.d.]. Disponível em: https://www.nobelprize.org/prizes/medicine/1908/mechnikov/biographical/. Acesso em: 28 abr. de 2020.

Vou ensinar a criar um exército de bactérias que serão acionadas para trazer tudo aquilo de que você precisa.

02.
A SUA DEFESA NATURAL

"NÃO ESTOU BEM. VOU TOMAR REMÉDIO."

Quantas vezes você já ouviu alguém dizer essa frase? Essa é uma daquelas conversas que mais me tiram do sério. Outro dia estava, sem querer, ouvindo uma conversa de um casal enquanto aguardava o elevador. A mulher queixava-se de que no dia anterior teve uma diarreia e não pôde trabalhar, então resolveu tomar um medicamento para não evacuar mais. O meu desejo era interromper aquela conversa e explicar a ela que o corpo estava simplesmente cumprindo sua função, protegendo-a de algum agente que estava em seu organismo, e que interromper a evacuação só faria com que ela prejudicasse a própria saúde. Ela precisava deixar sair naturalmente aquilo que a estava agredindo. Entretanto, poucas pessoas sabem disso, e eu não posso sair me intrometendo na conversa alheia sempre que deparo com uma situação assim.

Porém, lembre-se disso: toda vez que lutamos contra o que é natural, prejudicamos a nossa saúde. Hoje é comum as pessoas tomarem remédio para tudo. "Estou com diarreia, vou tomar algo para não evacuar. Estou com dor de cabeça, tomo analgésico." No entanto, será que os medicamentos resolvem a nossa vida? Nosso corpo sempre procura o equilíbrio, ele se ajusta por gerações para isso, é o modo encontrado pela nossa espécie no intuito de sobreviver o suficiente para evoluir. Se temos uma doença e utilizamos um medicamento, pagamos um preço. Se você tem diarreia, seu organismo quer expulsar algo nocivo, mas ao tomar medicamento para interromper a evacuação, você o impede de agir como deveria.

Mas afinal, por que usamos tanto medicamentos? Por exemplo, quem tem dor no estômago toma sal de frutas ou algum "prazol" da vida, mas não se preocupa em entender a causa daquele desconforto. Isso acontece porque estamos vivendo em uma era de pessoas imediatistas. Com a evolução da indústria farmacêutica e da medicina, aprendemos que, a qualquer sinal de desconforto em nosso organismo, podemos simplesmente ir à farmácia mais próxima e comprar algo que acabe com aquela sensação. É simples, rápido e, na maioria dos casos, barato.

O mesmo acontece quando vamos em busca de um médico para promover a nossa saúde ou investigar uma doença. Por acaso você já foi atrás de um médico quando estava com a saúde em dia? Ou só se preocupa com a saúde quando o calo aperta? Nós deveríamos nos conscientizar de que médicos devem ser promotores da boa saúde e ir aos consultórios e especialistas quando estamos bem, porém só fazemos isso em último caso, quando já estamos com muita dor. Segundo a pesquisa feita pelo Centro de Referência da Saúde do Homem de São Paulo,[16] esse fato é pior em relação ao público masculino: o número de homens que procuram médicos para consultas preventivas é 30% menor do que o de mulheres, sendo que 60% dos pacientes chegam ao serviço médico com doenças em estado já avançado e crítico justamente por não terem recebido nenhum cuidado preventivo.

Aliás, me responda com sinceridade: O que é saúde para você? Você se considera uma pessoa saudável? Antes de mais nada, saiba que saúde é o bem-estar físico, psíquico, social e espiritual. Esse é um conceito da Organização Mundial da Saúde (OMS),[17] e como

---

16 MODENA, C. Homens fazem menos prevenção de doenças do que as mulheres. **Jornal Hoje**, 3 mar. 2015. Disponível em: http://g1.globo.com/jornal-hoje/noticia/2015/03/homens-fazem-menos-prevencao-de-doencas-do-que-mulheres.html. Acesso em: 1 nov. 2020.

17 O QUE significa ter saúde? **Saúde Brasil**, 07 ago. 2020. Disponível em: https://saudebrasil.saude.gov.br/eu-quero-me-exercitar-mais/o-que-significa-ter-saude. Acesso em: 21 jan 2020.

você pode ver, abrange todas as áreas de nossa vida, não apenas o funcionamento de nosso organismo.

Se a pessoa está sofrendo por causa do término de um relacionamento, ela não está bem. Só que aquela tristeza, que parece um buraco dentro do peito, tem uma razão de existir: a causa externa é clara, ela perdeu alguém que ama. Mas não é preciso tomar um remédio que anestesie essa dor. É preciso sentir doer até cicatrizar e, então, a dor vai passar. Se você analisar, verá que esse processo de cura exige o conjunto de reações do nosso corpo, do nosso psicológico, de nossa interação social e também espiritual. Porém, em nossa sociedade, é comum receitarem remédios que levam a pessoa a não sentir nenhuma dessas áreas importantes para o processo de cura, e é aí que mora o perigo. Afinal, por que sofrer se podemos não sentir nada?

Hoje é alarmante o número de medicamentos receitados sem qualquer necessidade. Pessoas entram e saem de consultas com prescrições de antidepressivos indiscriminadamente e acham que, assim, estão promovendo sua saúde com uma simples receita médica. Poucos entendem que, na verdade, a chave da saúde está longe de uma caixinha de remédio.

UM EXÉRCITO PODEROSO

Quando você tem uma infecção, precisa combatê-la. Essa é a lógica e, antes que alguém ache que estou advogando contra os remédios, vou dizer que os medicamentos são excelentes – quando bem indicados. Porém, estratégias simples podem prevenir infecções. É como na velha história: prevenir é melhor do que remediar. E remediar, neste caso, é tomar o remédio que sempre acreditamos erroneamente ser a pílula mágica.

O LADO BOM DAS BACTÉRIAS

Só para entender um pouco como seu organismo funciona: a febre é um sinal de que algo errado está acontecendo e que nosso sistema imune está trabalhando para combater. O aumento da temperatura ajuda nosso corpo. Se a febre for causada por uma infecção bacteriana, você precisa entender que a cada vinte minutos uma bactéria se multiplica, ou seja, a cada vinte minutos temos duas vezes mais bactérias causando infecção. Imagine o estrago que elas farão em um dia. Parece loucura, mas é a realidade.

A velocidade de multiplicação da bactéria é muito maior do que a capacidade do organismo de combatê-las e isso precisa ficar bem claro, pois acaba nos tornando dependentes do uso de antibióticos. Um antibiótico nada mais é do que uma substância que a pessoa vai tomar e terá ação sistêmica sem diferenciação entre qual microrganismo está atacando. Em outras palavras, se você toma um antibiótico quando está com infecção urinária, ele vai agir em todo o seu organismo, matando, além das bactérias que estão causando a doença, aquelas que nos ajudam a ter saúde. Ao mesmo tempo, se alguém tem uma infecção na pele, por exemplo, pode usar uma pomada com atividade antibiótica, mas só vai agir localmente e não será transportado para todo o organismo, só vai matar as bactérias que efetivamente estão causando a infecção.

Se analisarmos a origem da palavra, veremos que "antibiótico" significa antibiose, ou seja, antivida (biose = vida, estado de vivo). E de que vida estamos falando? Da vida que existe dentro de nós, as bactérias. Se a antivida age, ela mata as bactérias que estão ali. O problema é matar as bactérias erradas, aquelas que nos ajudam a ter uma vida saudável. Talvez você já tenha notado, caso tenha ingerido antibiótico alguma vez na vida, que é comum ter diarreia ou

44

A SUA DEFESA NATURAL

corrimento vaginal após o uso do medicamento. A diarreia ocorre por destruição das bactérias intestinais e o corrimento pela morte das bactérias vaginais. Esses são sinais do que estou tentando explicar: a antivida, a antibiose que esses remédios trazem ao nosso organismo.

Portanto, o uso dos antibióticos só deveria ser plausível quando efetivamente existem bactérias causando uma infecção, as chamadas infecções bacterianas. Gripe, rinite, azia e dor de cotovelo não são indicações clínicas para uso de antibióticos. Mas muita calma nessa hora: não estou dizendo aqui que antibióticos não são necessários. Eles são extremamente necessários. Vitais, eu diria, quando bem indicados.

Afinal, as bactérias que causam infecções podem matar. Milhares de pessoas morrem anualmente em decorrência de infecções bacterianas, mas não é só isso. São agentes mórbidos, causando doenças e gerando dor e tristeza. E morbidade é uma palavrinha difícil, porque pouca gente sabe o significado dela. Quando falo sobre morbidade de uma doença, não é que essa doença pode matar você: é que ela pode deixar você com sequelas que comprometerão sua vida para sempre. Minha atividade no laboratório sempre foi enxergar as bactérias como inimigas. Eu fui o cara que pensava na bactéria como um mal. Com a situação do meu filho, e depois de muito estudar, vi que essas bactérias poderiam ser nossas aliadas. E no intestino – local onde a maioria delas mora – é que está o segredo do que vou contar agora.

Pense em seu intestino como uma floresta que, para ser saudável, necessita de diversidade. Uma floresta exuberante apresenta todas as formas de vida: diferentes tipos de plantas e animais, que se alimentam dos mais diversos alimentos. Contudo, e se de repente houvesse uma restrição absoluta de nutrientes? E se o único alimento disponível fosse bananas? Assim, aquela floresta vai deixar de ter diversidade, e apenas aqueles animais que comem bananas vão sobreviver. Não há mais beleza naquele ambiente. Não há predadores. Os animais que restaram vão acabar destruindo uns aos outros, pois precisarão competir por espaço e alimento. No seu intestino é assim que funciona: você tem perfis bacterianos saudáveis, mas essas bactérias comem determinado tipo de comida. A partir do momento que você para de comer esse tipo de alimento, elas desaparecem. Restam apenas as bactérias ruins.

Percebe que o intestino tem uma comunicação direta com o ambiente externo? Toda vez que você come, alimenta suas bactérias. Quando ingere uma salada, uma carne ou qualquer outro tipo de alimento, você está colocando uma substância estranha para dentro do seu corpo. E a barreira entre o mundo externo e nossa corrente sanguínea é muito pequena. Imagine a quantidade de substâncias estranhas com as quais nosso organismo lida diariamente. Felizmente, nossas bactérias intestinais nos protegem de muitas substâncias que nos fazem mal.

EXÉRCITO SÓ SE FORTALECE NA BATALHA

Imagine que uma criança está numa sala de aula num jardim de infância e sua amiguinha apresenta uma doença infecciosa. A escola dispara um comunicado para os pais e estes geralmente ficam em polvorosa – a criança é afastada do convívio das demais, mas todos ficam com a pulga atrás da orelha. "Será que meu filho, que estava abraçando e beijando a amiguinha que estava com a bactéria, pegou a doença?" Para responder a essa pergunta, que é clássica entre mães e pais de crianças pequenas, vou explicar como acontece esse contágio.

46

A SUA DEFESA NATURAL

Claro que não estou esquecendo de todas as novas recomendações para controle de disseminação da covid-19. Mas estou falando de contato entre as pessoas (que nunca vai deixar de existir) e também com o ambiente.

Nosso corpo tem um sistema de defesa, que chamamos de sistema imune. Quando você tem uma infecção, quer dizer uma dessas duas coisas: 1) ou você está com seu exército fraco e ele não foi capaz de defender o seu organismo; ou 2) o inimigo que entrou em contato é muito poderoso e seu exército não foi capaz de detê-lo. Se seu sistema imune estiver funcionando bem, você pode até se sentar no avião ao lado de uma pessoa que esteja contaminada com determinada bactéria que as chances de você pegar serão bem menores.

O pânico das mães de crianças do jardim da infância se dá porque nunca adivinharemos quem vai ganhar essa guerra. E já sabemos até aqui que para ganhar é preciso cuidar do sistema imune. Uma criança que só come salgadinho e bolacha, dorme pouco, não toma sol e não brinca ao ar livre tem mais chances de ser contaminada do que uma criança que come frutas e legumes, se hidrata, dorme bem e tem contato com o ar livre. Isso porque, se ela tem seu exército fortalecido, estará bem protegida.

Você já deve ter visto pessoas que ficam constantemente doentes e outras que não ficam doentes nunca. E algumas vezes deve ter se perguntado o motivo de isso acontecer. Tem gente que pode estar no meio de uma epidemia – ou pandemia, como a de covid-19 –, mas seu exército está tão fortalecido que nada a faz adoecer.

Entretanto, ainda não é hora de comemorar, porque certos microrganismos fazem você desenvolver a doença logo que entra em contato com eles; por mais fortalecido que esteja, são muito

O LADO BOM DAS BACTÉRIAS

hábeis em causar doenças. Já outros ajudam a desenvolver ainda mais o nosso sistema imune, como é o caso da caxumba, que nos dá uma imunidade protetora, ou seja, só pegamos uma vez. O corpo está em guerra o tempo todo. Imagine o grande número de microrganismos com os quais entramos em contato todos os dias pelo toque, pela respiração e pela alimentação. Neste momento mesmo você enfrenta e ganha inúmeras pequenas batalhas, mas pode ser que em algum momento entre em contato com outros exércitos mais poderosos do que o seu. E isso acontece por causa de uma palavrinha chata que vai ficar aí grudada na sua mente por um bom tempo: virulência.

O que é uma bactéria muito virulenta? Nessa guerra, algumas bactérias são particularmente mais agressivas e podem matar a pessoa infectada rapidamente. Essa bactéria virulenta é como um camicase, mata a pessoa, mas morre junto sem se disseminar. A bactéria que causa meningite meningocócica é um exemplo. Se essa bactéria entra em contato com uma criança, que por si só já tem o sistema imunodeprimido – ou seja, um exército mais fraco que o de um adulto –, o risco é muito grande de ela contrair a doença. Outro exemplo é a bactéria do gênero *Shigella*, que causa infecção intestinal grave cuja principal via de transmissão é a fecal-oral, causada geralmente pela ingestão de água ou alimentos contaminados. O que a torna tão perigosa é o fato de a sua dose infecciosa ser baixa (a ingestão de poucas dezenas de células é suficiente para causar a infecção), ao contrário de outras que precisam estar em milhões para ameaçar seu organismo. É como se a *Shigella* fosse o exército de Esparta, onde trezentas bactérias podem acabar com um exército de trilhões de células. Geralmente, para uma pessoa apresentar uma infecção, ela precisa ter contato com milhões de microrganismos; entretanto, no

A SUA DEFESA NATURAL

caso das bactérias virulentas, de dez a cem células já podem causar a doença. Por isso, ela é considerada virulenta e agressiva.

Em outros casos, algumas bactérias agem silenciosamente. É o caso da tuberculose. Talvez você não saiba, mas a tuberculose foi a doença infecciosa que mais matou pessoas no mundo.[18] Estima-se que tenha matado mais de 1 bilhão de pessoas nos últimos duzentos anos. Em 2018, segundo a OMS, 7 milhões de pessoas ao redor do mundo foram diagnosticadas com a doença e tratadas, e 1,5 milhão morreram. Ou seja, a tuberculose ainda mata mais de 4 mil pessoas por dia no mundo.[19] E mata de maneira lenta. O grande problema é que a pessoa com tuberculose não sabe que tem a doença, o que é extremamente perigoso, porque ela não fica incapacitada, de cama. A pessoa pode ter uma febre leve, mas leva uma vida praticamente normal, com um pouco de tosse e talvez sudorese noturna – e raramente busca um médico para verificar a causa daquilo. Não tem sintomas debilitantes, não procura o médico, não faz diagnóstico, não trata e acaba transmitindo para outras pessoas. A bactéria é muito esperta, consegue nos enganar direitinho. Poderia até estar no livro de Sun Tzu:[20] faça seus inimigos desdenharem de sua capacidade e seja vencedor. Por isso é bom colocar as crianças para fortalecerem os soldados, mas, para isso, eles precisam entrar em contato com diferentes tipos de exércitos.

---

18 PAULSON, T. Epidemiology: A Mortal Foe. **Nature**, Londres, v. 502, S2-S3, 9 out. 2013. Disponível em: https://www.nature.com/articles/502S2a. Acesso em: 29 abr. 2020.

19 WORLD HEALTH ORGANIZATION. **Global Tuberculosis Report**. Executive Summary 2019. Disponível em: https://www.who.int/tb/publications/global_report/GraphicExecutiveSummary.pdf?ua=1&ua=1. Acesso em: 12 nov. 2019.

20 TZU, S. **A arte da guerra:** os 13 capítulos originais. São Paulo: Jardim dos Livros, 2011.

O LADO BOM DAS BACTÉRIAS

Há pais que querem criar seus filhos numa bolha, mas cuidar do sistema imune de uma criança é também deixá-la em contato com diferentes microrganismos.

Essa é a hipótese da higiene: precisamos entrar naturalmente em contato com microrganismos para modular nosso sistema imune. Segundo o Dr. Jean-François Bach, da Universidade Paris-Descartes, quanto mais diminuímos os índices de doenças infecciosas (por meio de condições favoráveis no ambiente, como melhoria nas condições sanitárias, diagnóstico e tratamento adequados), proporcionalmente aumentaremos as taxas de doenças autoimunes e alergias.[21]

Até quando vacinamos nossos filhos estamos permitindo que comecem a se acostumar a lidar com esses microrganismos. Garantindo que a dose aplicada contenha microrganismos enfraquecidos ou mortos, conseguimos nos certificar de que o exército da criança vença a batalha e aprenda novas estratégias de guerra.

Graças à vacina, diversas doenças como poliomielite, sarampo, varíola e difteria puderam ser controladas e deixaram de matar milhões de pessoas no mundo.

---

21 BACH, J. F. The Hygiene Hypothesis in Autoimmunity: the role of pathogens and commensals. **Nature Reviews Immunology**, Londres, v. 18, p. 105-120, 2018. Disponível em: https://www.nature.com/articles/nri.2017.111. Acesso em: 29 abr. 2020.

A SUA DEFESA NATURAL

E você, está com sua vacinação em dia? Procure sua carteirinha de vacinação, deve estar guardada no fundo daquela gaveta em que faz um tempão que você não mexe. Vamos fazer aqui um checklist para saber se você está com alguma vacina pendente.

• *Se você tem mais de 20 anos:*

Hepatite B – 3 doses
SIM ☐   NÃO ☐

Tríplice viral (sarampo, rubéola e caxumba)
SIM ☐   NÃO ☐

Dupla adulto (difteria e tétano) – 3 doses
SIM ☐   NÃO ☐

Febre amarela
SIM ☐   NÃO ☐

• *Se você tem mais de 60 anos:*

Gripe – dose anual
SIM ☐   NÃO ☐

Pneumocócica
SIM ☐   NÃO ☐

O LADO BOM DAS BACTÉRIAS

Se está faltando alguma dessas vacinas, procure o posto de saúde mais próximo da sua casa e regularize o quanto antes a sua situação. Se perdeu sua carteirinha de vacinação, pode procurar o posto de saúde onde fez as vacinas ou vacine-se novamente, pois a repetição de doses não traz prejuízos para saúde. Lembrando que se você é gestante ou imunodeprimido, algumas vacinas apresentam contraindicações, necessitando prescrição e acompanhamento médico.

"Mas Alessandro, e se eu já sei que minha imunidade é baixa?" Pois é: se a sua imunidade é baixa, qualquer bactéria pode facilmente causar doenças em seu organismo. Você sabe por que pessoas com AIDS pegam mais fácil qualquer doença, sendo que qualquer resfriado pode piorar a ponto de levá-las à morte? Porque estão com a imunidade diminuída. Ou seja, com o exército enfraquecido qualquer inimigo menos capacitado pode superar suas defesas. Mas não são só certas doenças que enfraquecem nosso organismo. Gestantes e idosos também têm sistema imune enfraquecido e são mais suscetíveis a infecções. É por isso que sempre são prioritários em campanhas vacinais, como no caso da gripe.

Nosso corpo reage de diversas maneiras a diferentes estímulos. Se, por exemplo, você apresenta uma alergia, é porque algo gerou uma resposta exagerada do seu sistema imune. É como se o carteiro tocasse a campainha para entregar uma correspondência e, assustados, ligássemos para a polícia. Já a pessoa que apresenta uma doença autoimune está sofrendo porque o próprio exército está lutando contra ele mesmo; é uma briga interna que resulta em autodestruição.

A SUA DEFESA NATURAL

Às vezes o exército inimigo é tão forte (virulento) que nem mesmo com seu sistema fortalecido você terá uma vitória. E aí não tem como fugir do antibiótico. Nesse caso, perde-se uma batalha isolada, mas é melhor essa perda menor do que a guerra.

Antes que você fique apavorado, largue o livro e saia correndo para lavar as mãos e se isolar do mundo, quero que entenda que todos nós temos um poderoso mecanismo de imunidade no intestino. Se você pesquisar na internet, vai descobrir que muitas bactérias ruins já mudaram a história, causando migrações ou afetando decisões políticas. Porém, a maioria das bactérias é boa. E embora as ruins façam mais barulho, as boas estão aí no seu intestino, se exercitando dia após dia para agir em sua defesa.

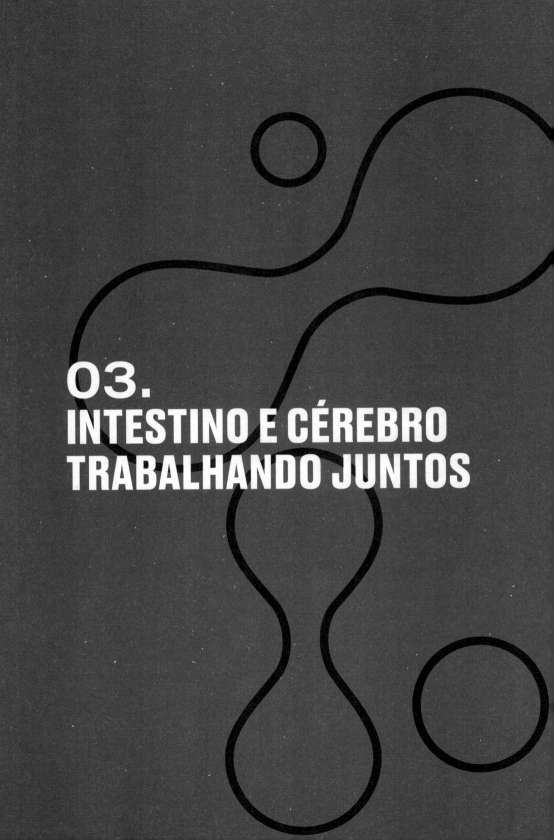

03.
INTESTINO E CÉREBRO TRABALHANDO JUNTOS

Como já comentei, o termo microbiota intestinal refere-se aos microrganismos – bactérias, vírus e fungos – que habitam todo o nosso trato gastrointestinal. Essa turma toda é quem mantém a integridade da nossa mucosa e estimula a nossa imunidade, totalizando trilhões de microrganismos, mais de 3 mil espécies, e cada pessoa tem um perfil diferente. Essa variedade depende de como a pessoa nasceu, se foi amamentada ou não, de como foi a introdução alimentar, quais remédios ingeriu e, depois da primeira infância, dos hábitos de vida que mantém. Se a microbiota está alterada – chamamos isso de disbiose –, pode acarretar a total falta de proteção do nosso organismo, e a alteração está intrinsecamente ligada ao que comemos, pois é o serviço feito pelas bactérias intestinais que, por meio de reações químicas, vão metabolizar o alimento e a partir de então absorvê-lo.

Para fazer todo esse serviço, nós temos cerca de 1,3 a dez vezes mais bactérias do que células próprias em nosso organismo,[22] e vários autores afirmam[23,24] que somos hospedeiros das bactérias, e não apenas colonizados por elas. Para exemplificar essa relação, imagine que a serotonina, conhecida como o hormônio da felicidade, é, na sua imensa maioria (90%), produzida no intestino por nossas bactérias a partir de um componente alimentar, o triptofano. Assim, dependendo da alimentação e de hábitos de vida, a população bacteriana

---

22 ABBOTT, A. Scientists bust myth that our bodies have more bacteria than human cells: decades-old assumption about microbiota revisited. **Nature News**, Londres, 8 jan. 2016. Disponível em: https://www.nature.com/news/scientists--bust-myth-that-our-bodies-have-more-bacteria-than-human-cells-1.19136. Acesso em: 2 maio 2020.

23 KNIGHT, R.; BUHLER, B. **A vida secreta dos micróbios**: como as criaturas que habitam o nosso corpo definem hábitos, moldam a personalidade e influenciam a saúde. São Paulo: Alaúde, 2016.

24 COLLEN, A. **10% humano**. Rio de Janeiro: Sextante, 2016.

intestinal pode ser alterada, fazendo com que esses metabólitos alimentares não sejam ideais. Hoje está muito bem esclarecido pela ciência que a alteração da microbiota intestinal está diretamente associada a ansiedade, depressão, doenças neurológicas crônicas, metabólicas, cardiovasculares, autoimunes e até a predisposição ao câncer. Além disso, o intestino tem mais neurônios que a espinha dorsal e age de maneira independente do sistema nervoso central. Ou seja: ele pode funcionar sozinho, tem autonomia para tomar decisões e não precisa de ordens do cérebro. Não é à toa que o intestino é conhecido como o segundo cérebro.

O trato gastrointestinal tem aproximadamente cinco metros de comprimento, é constituído por mais de cem milhões de neurônios, cem mil terminações nervosas e possui uma comunicação direta com o sistema nervoso central (SNC) por meio do nervo vago. Tem o status de maior órgão sensitivo do corpo.[25] Para cada mensagem que o cérebro envia para o intestino, há nove mensagens que o intestino envia para o cérebro, e ele é o detentor de cerca de 80% de nossas células imunológicas. Conseguiu sentir a dimensão da importância desse sistema em você? Mas como esse sistema nervoso intestinal se comunica com o SNC? Por meio do sistema nervoso autônomo.

Como o próprio nome diz, ele atua de maneira independente do sistema nervoso central, controlando funções vitais para nossa saúde, como respiração, batimentos cardíacos, sistema digestivo, pressão arterial. Por ser dividido em dois, simpático e parassimpático, com funções antagônicas. Enquanto o sistema simpático é estimulado em

---

25 YOO, B.; MAZMANIAN, S. The Enteric Network: Interactions between the Immune and Nervous Systems of the Gut. **Immunity**, [s. l.], v. 46, n. 6, p. 910-926, 20 jun. 2018. Disponível em: https://www.ncbi.nlm.nih.gov/pmc/articles/PMC5551410/pdf/nihms884909.pdf. Acesso em: 16 jan. 2019.

situações de estresse e/ou fuga (aumentando os batimentos cardíacos, dilatando a pupila, aumentando a broncodilatação, secretando adrenalina), o parassimpático é relacionado com a manutenção das atividades comuns, favorecendo a digestão, restaurando a pressão arterial e os batimentos cardíacos, sempre com funções contrárias ao simpático. Então quando você leva um susto ou sofre estresse, há estímulo do sistema nervoso simpático, cujo reflexo é a descarga de adrenalina, aumentando os batimentos cardíacos, dilatando a pupila. Quando essa reação acaba, há estímulo do parassimpático para retornar à fisiologia normal, com descarga de acetilcolina.

Agora, vamos aplicar esses conceitos ao nosso dia a dia!

Conforme já sabemos, as pessoas estão cada vez mais estressadas e ansiosas. Isso faz com que haja liberação contínua de adrenalina e cortisol na circulação, "prendendo" o intestino. Segundo o médico Ronaldo Salles, ex-presidente da Sociedade Brasileira de Coloproctologia, 30% da população brasileira tem prisão de ventre.[26] Não é coincidência que o Brasil foi considerado pela OMS como o país proporcionalmente mais ansioso do mundo, com 18,6 milhões de brasileiros sofrendo desse mal, e o quarto país com maior número de pessoas com depressão (11,5 milhões de pessoas).[27] Isso pode ser explicado graças à conexão entre intestino e cérebro. Eles se comunicam o tempo todo, e esse bate-papo só é possível por causa do nervo vago, que é a estrutura

---

26 Você tem prisão de ventre? Estudo aponta falta de informação sobre o assunto. **GZH Saúde**, 11 jun. 2019. Disponível em: https://gauchazh.clicrbs.com.br/saude/noticia/2019/06/voce-tem-prisao-de-ventre-estudo-aponta-falta-de-informacao--sobre-o-assunto-cjws3i909001q01phk13zcx6k.html. Acesso em: 29 abr. 2020.
27 WORLD HEALTH ORGANIZATION. **Depression and Other Common Mental Disorders: Global Health Estimates**. Genebra, 2017. Disponível em: https://apps.who.int/iris/bitstream/handle/10665/254610/WHO-MSD-MER-2017.2-eng.pdf?-sequence=1. Acesso em: 29 abr. 2020.

que liga o sistema gastrointestinal à cabeça. Esse nervo manda e recebe mensagens, e é por isso que se você sente frio na barriga porque fica com medo, essa mensagem vem lá de cima. Aquele "aperto" que faz você correr ao banheiro se está com muito medo, que faz você ter vontade de evacuar sem muito controle, também pode ser justificado por essa comunicação. E você sabe por que o intestino "solta" quando temos medo? Porque há uma descarga rápida de adrenalina, promovendo relaxamento da musculatura do intestino, para chegar mais sangue aos seus músculos. O nome que damos para essa situação é "medo e fuga". Você com certeza já teve alguma experiência parecida ao andar de montanha-russa ou exercendo alguma outra atividade que envolva adrenalina. A produção desse hormônio está ligada ao intestino porque os mensageiros neurológicos (neurotransmissores) são produzidos no intestino, e a microbiota intestinal, aquela de que estávamos falando no começo deste capítulo, interfere diretamente nesse funcionamento.

Porém, como o intestino é capaz de produzir neurotransmissores? É bem simples: eles são produzidos por meio do alimento, ou seja, as bactérias vão transformar o alimento em neurotransmissores. Pense no seu corpo como numa indústria: estamos o tempo todo buscando produzir felicidade e bem-estar. Nossa matéria-prima é o alimento. Já as nossas bactérias intestinais, que pegam esse alimento e o transformam, são como os funcionários da empresa, que vão trabalhar para produzir o produto final: os neurotransmissores. Contudo, assim como em uma empresa, não adianta você se alimentar corretamente apenas de vez em quando. Você pode comer aquele prato lindo e colorido de salada na segunda-feira e aproveitar para postar nas suas redes sociais, mas se a vida toda você se alimentou de maneira desregrada, esqueça: isso não compensará os outros trezentos dias comendo fast-food. A sua microbiota estará saudável e

INTESTINO E CÉREBRO TRABALHANDO JUNTOS

equilibrada – favorecendo seu sistema nervoso – somente quando você tiver hábitos alimentares saudáveis e regulares.

Quando a pessoa tem um desequilíbrio da microbiota intestinal – alimenta-se mal, toma muitos remédios, consome álcool, dorme pouco, está sempre estressado –, produz um quadro inflamatório crônico de baixo grau, uma inflamação tão silenciosa que você não nota. Esse processo acontece porque temos em nosso intestino uma camada fina de células (enterócitos) que separa o ambiente interno do externo, e quando ingerimos nutrientes e água, a passagem deles é impedida por essa barreira. É fundamental manter a integridade dessa barreira, mas essas células intestinais precisam ficar grudadas umas às outras para impedir a passagem de substâncias indesejadas, e as bactérias intestinais auxiliam produzindo uma substância que mantêm as nossas células fortemente aderidas umas às outras. É como se fosse um cimento, que sustenta uma parede cheia de tijolos. Com a má alimentação, o sistema enlouquece. Você não alimenta quem deveria estar ali, prejudicando a barreira de defesa. Você fica sem seus soldadinhos bons porque não dá alimento para eles, então eles morrem. Sem o cimento produzido pelas bactérias, o intestino fica "vazado", e com isso várias substâncias passam pela barreira e vão para a corrente sanguínea.

É assim que começa a inflamação e, se for um processo contínuo, a consequência é que pode iniciar uma série de doenças crônicas, de alergia a obesidade, de câncer a diabetes. E esses problemas podem virar uma bola de neve. Portanto, se seu intestino não funciona direito, já é hora de ligar o sinal vermelho, porque alguma coisa não está certa e o seu bem-estar psíquico provavelmente deve ser afetado por isso. Eventualmente, todo processo inflamatório crônico vai atingir o sistema nervoso central, é vital que você saiba disso. Saúde psíquica e saúde física estão intimamente ligadas, e se não

O LADO BOM DAS BACTÉRIAS

cuidamos da microbiota intestinal, essa disbiose – ou desequilíbrio – pode nos afetar como um todo.

Um estudo interessante sobre a importância do correto funcionamento do intestino na mulher brasileira é o da Saúde Intestinal da Mulher (SIM).[28] Foram ouvidas 3.029 mulheres entre 18 e 60 anos em dez cidades brasileiras. O objetivo do estudo foi descrever sintomas gastrointestinais e o impacto na vida delas. Os sintomas relatados mais prevalentes foram gases (46%), distensão abdominal e constipação (43%). Contudo, o que mais chamou atenção no estudo foi o impacto na vida dessas mulheres, que alegam que os sintomas afetaram a qualidade de vida (62%), especialmente no caso da constipação (afeta o humor em 89% das entrevistadas, a concentração de 88% e a vida sexual de 79% das mulheres ouvidas). Já a Universidade College Cork, na Irlanda, que desenvolve vários estudos sobre microbiota intestinal[29], verificou em um deles que ratos sem bactérias intestinais (chamados *germs-free animals*) tinham mais apatia que os ratos com intestino colonizado por boas bactérias. Os estudos continuam mostrando como a microbiota alterada causa um processo inflamatório que evolui até afetar o cérebro. A força do segundo cérebro não pode ser menosprezada.

---

28 DEL'ARCO, A.; MAGALHÃES P.; QUILICI, F. SIM Brasil study – Women's Gastrointestinal Health: Gastrointestinal Symptoms and Impact on the Brazilian Women Quality of Life. **Arquivos de Gastroenterologia**, São Paulo, v. 54, n. 2, p. 115-122, 2017. Disponível em: http://www.scielo.br/pdf/ag/v54n2/1678-4219-ag--s0004280320170000009.pdf. Acesso em: 17 nov. 2019.

29 DINAN, T. *et al*. Collective Unconscious: How Gut Microbes Shape Human Behavior. **Journal of Psychiatric Research**, [s. l.], v. 63, p. 1-9, 2015. Disponível em: https://www.sciencedirect.com/science/article/pii/S0022395615000655. Acesso em: 18 nov. 2019.

A CHAVE PARA A FELICIDADE

O hormônio da felicidade, a serotonina, hoje é perseguido como o Santo Graal. Muitos com sintomas de depressão consomem medicamentos caríssimos para tentar fabricar esse hormônio e não se dão conta de que eles próprios podem fabricá-lo a partir das bactérias presentes no próprio intestino. A química que acontece em nosso organismo com as bactérias desencadeia uma série de reações que provocam a produção de serotonina, e não é preciso muita coisa para isso. Assim, o bem-estar psíquico também está diretamente ligado à nossa alimentação. Eu posso afirmar que, quando você muda os seus hábitos alimentares, começa a se sentir muito melhor e mais feliz.

Eu, por exemplo, era um cara que me incomodava com qualquer coisa. Vivia ansioso e qualquer situação adversa era um estopim para irritação. Na época, a minha alimentação era basicamente comida industrializada e proteína animal. Depois de estudar o assunto e compreender a importância da microbiota intestinal na saúde física e psíquica, mudei tudo e me sinto ótimo agora. O que pouca gente sabe é que a maioria das doenças tem algum tipo de comprometimento intestinal porque toda a comunicação passa pelo intestino: neurotransmissores, sistema imune, hormônios. Tudo passa pelo bom funcionamento do intestino; ele é o guardião da vitalidade, e é o bom funcionamento dele que fará a sua vida ser leve ou difícil. Pode apostar.

Conforme falei, o hormônio da felicidade é fabricado a partir da sua alimentação. Isso acontece porque existe um aminoácido, o triptofano, que você ingere ao comer, mas só ele não basta. É preciso ter as bactérias que transformam esse triptofano em serotonina, e é a falta dessas bactérias que causa sentimentos depressivos, por exemplo. A serotonina é o produto, a matéria-prima é o triptofano e o maquinário são as bactérias intestinais. Assim, a matéria-prima vai sendo metabolizada pelas bactérias do organismo até gerar o produto final, a serotonina.

O LADO BOM DAS BACTÉRIAS

> **Essa relação das bactérias com o nosso organismo é simbiótica, ou seja, boa para ambos: a bactéria tem alimento abundante, uma vida adequada e utiliza muitas substâncias que não conseguimos metabolizar.**

Se tenho uma alimentação ruim e bactérias boas, não adianta nada. Se tenho uma alimentação boa, mas não possuo as bactérias necessárias, não adianta nada. Por isso, comer corretamente um dia ou outro e achar que é isso que vai fazer seu corpo produzir serotonina é um autoengano, não é assim que funciona. Para fabricar a tal serotonina você precisa povoar seu intestino das bactérias que farão esse trabalho. Uma coisa leva a outra; caso contrário, o seu corpo definitivamente não terá condições de trabalhar a seu favor.

CHOCOLATE PARA SER FELIZ

Pesquisas apontam uma relação importante entre o equilíbrio do triptofano (fundamental na formação da serotonina) e a prevenção do tratamento da depressão, pois ela é reconhecida como um neurotransmissor de vital importância em pacientes com essa doença.[30,31,32] É possível consumir mais triptofano e, de quebra, reduzir marcadores bioquímicos do estresse – em especial o cortisol.

---

30 BERMÚDEZ-HUMARÁN, L. G. *et al.* From probiotics to psychobiotics: live beneficial bacteria which act on the brain-gut axis. **Nutrients**, v. 11, n. 4, 2019. Disponível em: https://doi.org/10.3390/nu11040890. Acesso em: 21 jan. 2021.

31 SAKAR, A. *et al.* Psychobiotics and the manipulation of bacteria-gut-brain signals. **Trends Neurosci**, v. 39, n. 11, p. 763-781, 2016. Disponível em: 10.1016/j.tins.2016.09.002. Acesso em: 21 jan. 2021.

32 NEEDHAM, B. D. *et al.* Gut microbial molecules in behavioural and neurodegenerative conditions. **Nature Reviews Neuroscience**, v. 21, p. 717-731, 2020. Disponível em: https://doi.org/10.1038/s41583-020-00381-0. Acesso em: 21 jan. 2021.

INTESTINO E CÉREBRO TRABALHANDO JUNTOS

Sendo o triptofano precursor da serotonina, ele é um sedativo, um calmante que ajuda o organismo, melhora o humor e os índices de ansiedade, impulsividade e irritabilidade. Não é difícil encontrar triptofano. Ele está nos ovos, nas castanhas, nas leguminosas, nas sementes de abóbora, na linhaça, na aveia, no chocolate amargo e no tofu. E com uma ida ao supermercado você garante um bom estoque de felicidade para o seu corpo.

Cada bactéria tem um maquinário para metabolizar um determinado tipo de nutriente. Um ser humano que só se alimenta de industrializados sente imediatamente o efeito em seu corpo, pois quando faz uma alimentação saudável, a bactéria que metaboliza o triptofano e o transforma em serotonina não está lá, já que morreu de fome. Portanto, repovoar o seu intestino com bactérias desejadas é fundamental para sua saúde. Essa não é só a chave para o bem-estar, mas também para a longevidade e para uma imunidade forte.

A TRISTEZA SILENCIOSA

Outro dia uma amiga me perguntou o que poderia fazer em relação ao filho, que andava sem energia para brincar. Achei aquela pergunta curiosa e resolvi investigar, afinal, crianças em geral são cheias de energia e não é natural que estejam sem disposição para as brincadeiras. Então, para desvendar um pouco mais do mistério, perguntei sobre seus hábitos, e não foi difícil encontrar a origem da falta de energia. A alimentação do menino de apenas 4 anos era rica em produtos industrializados e açúcar e pobre em legumes e frutas. A verdade é que a criança comia um cereal açucarado com achocolatado pela manhã. Na escola, bolacha recheada com mais açúcar e gordura. No almoço, ela achava interessante dar macarrão e batata frita porque ele gostava. O lanche da tarde era composto por pão e embutidos, como presunto. À noite, às vezes, ela preparava um lanche. A mãe dizia que o filho não comia frutas, mas também confessou que ela e o marido não consumiam tais alimentos. A criança não vai sozinha até o supermercado comprar aquilo que é melhor para o organismo dela, é preciso direcionamento dos responsáveis.

Fiquei chocado com aquelas informações. O resultado de um hábito alimentar assim é desastroso para o organismo de uma criança, mas, depois de fazer uma breve pesquisa com meus alunos, percebi que muitos pais alimentam seus filhos dessa maneira. Se industrializados e açúcares destroem a microbiota intestinal em adultos, imagine o estrago que fazem na infância. Se pensarmos que os neurotransmissores são capazes de mudar nosso bem-estar de uma maneira que só o intestino é capaz de realizar, fica claro que precisamos desse equilíbrio da microbiota para tudo. O pior é que os pais, na tentativa de alegrarem os filhos, oferecem doces como se fosse uma recompensa para dias tristes, sem saber que podem causar o oposto no futuro. O efeito disso para a criança é devastador.

Toda e qualquer pessoa que deseja ser saudável deve ficar longe de alimentos ultraprocessados, fast-food, salgados e salgadinhos em geral, batatas fritas, refrigerantes, e investir em alimentos com alto valor nutricional, de preferência *in natura* ou minimamente processados. A energia vem dos alimentos. Se a microbiota intestinal tem um potencial modulador das funções comportamentais, é importante cuidar da sua para viver bem em todos os sentidos.

DÁ PARA CONTROLAR O ESTRESSE E A ANSIEDADE?

— Quanto mais ansiosa eu fico, maior a dor.

Foi com essa frase que minha amiga Camila começou a nossa conversa. Ela reclamava de uma situação típica – a constipação e

INTESTINO E CÉREBRO TRABALHANDO JUNTOS

consequente inflamação do intestino quando ficava em situações de estresse. Ela já conhecia o funcionamento do próprio organismo, se gabava por ter uma alimentação regrada, mas escorregava quando o assunto era controle do estresse. Para ela, a vida era trabalhar e pagar contas, sem qualquer hobby, atividade com amigos ou algo que a fizesse relaxar. Ou melhor: o que ela considerava como lazer era uma dose generosa de vinho ao entardecer, quando chegava em casa e se esparramava no sofá.

Acontece que esse estilo de vida não é nada saudável, pois secretar cortisol, o hormônio do estresse, no seu organismo diariamente pode fazer até a melhor das dietas ir por água abaixo. Ansiedade é um dos males do século, causa dores no estômago, na cabeça e outros sintomas que sempre estão relacionados. E essas ligações nervosas entre intestino e cérebro podem explicar muita coisa. Do ponto de vista bioquímico, uma pessoa ansiosa está com o corpo sempre acreditando que está em perigo, ou melhor, reagindo ao perigo com sintomas. Porém, na maioria das vezes o ansioso cria problemas imaginários, sofrendo por antecedência e criando uma conexão excessiva com o futuro. A questão, no entanto, é que o corpo reage como se os problemas fossem reais e estivessem acontecendo naquele momento. Então, a digestão pode ser afetada, e pode surgir um desconforto intestinal.

Tudo isso que estou comentando aqui pode parecer coisa de louco e pode ter certeza de que não fico chateado quando você pensa isso, eu mesmo pensava assim até pouco tempo atrás. Mas para provar o quão sério é isso, vou lhe mostrar apenas dois estudos.

Na Universidade de Auckland, na Nova Zelândia, pesquisadores fizeram um ensaio clínico com 423 gestantes. Elas foram recrutadas entre a 14ª e a 16ª semana de gestação e foram acompanhadas até seis meses após o parto. Destas, 212 receberam *Lactobacillus rhamnosus HN001* e 211 receberam placebo (substância sem nenhuma atividade fisiológica). Os resultados demonstraram que as gestantes que receberam a bactéria ficaram menos ansiosas no pré-parto e menos depressivas no pós-parto.[33]

Um outro trabalho muito interessante foi conduzido na Brown University, em Providence, nos Estados Unidos. Os pesquisadores realizaram uma metanálise, que é uma compilação de todos os estudos publicados sobre um determinado tema. Na escala de qualidade de artigos científicos, a metanálise está no topo hierárquico. Eles queriam avaliar se realmente as bactérias "boas" podem diminuir as manifestações de ansiedade e depressão. Verificaram que o efeito benéfico do uso destas bactérias foi maior em pacientes psiquiátricos, mas também encontraram resultados em pacientes com prescrição médica. Naquelas pessoas que usaram por conta própria (sem requisição) os efeitos existiram, mas em menor escala que nos outros dois grupos.[34]

Muitos outros estudos apontam relação entre a falta de *Lactobacillus* em pacientes diagnosticados com doenças como depressão, porque esses microrganismos ajudam a manter a camada de muco

---

33 SLYKERMAN, R. *et al.* Effect of *Lactobacillus rhamnosus* HN001 in Pregnancy on Postpartum Symptoms of Depression and Anxiety: A Randomised Double-blind Placebo-controlled Trial. **EBioMedicine**, [s. l.], v. 24, p. 159-165,14 set. 2017. Disponível em: https://www.ncbi.nlm.nih.gov/pmc/articles/PMC5652021/pdf/main. pdf. Acesso em: 3 maio 2020.

34 LIU, R.; WALSH, R.; SHEEHAN, A. Prebiotics and Probiotics for Depression and Anxiety: A Systematic Review and Meta-analysis of Controlled Clinical Trials. **Neuroscience and Biobehavioral Reviews**, [s. l.], v. 102, p. 13-23, 17 abr. 2019. Disponível em: https://www.ncbi.nlm.nih.gov/pubmed/31004628. Acesso em: 3 maio 2020.

INTESTINO E CÉREBRO TRABALHANDO JUNTOS

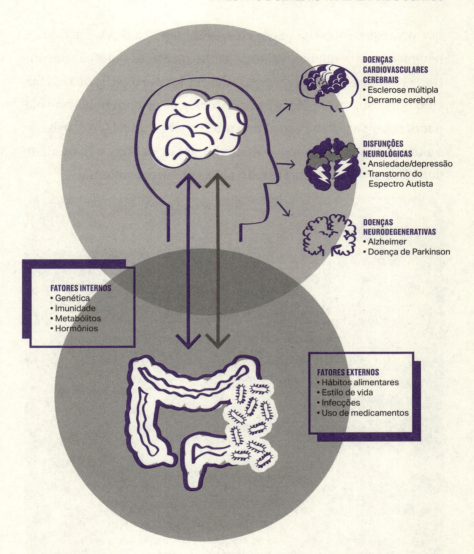

FIGURA 1 – Esquema adaptado demonstrando a conexão entre cérebro e intestino, enfatizando a participação da microbiota intestinal nas doenças neurológicas.*

---

* ZHU, S. *et al*. The Progress of Gut Microbiome Research Related to Brain Disorders. **Journal of Neuroinflammation**, [s. l.], v. 17, n. 25, 17 jan. 2020. Disponível em: https://jneuroinflammation.biomedcentral.com/articles/10.1186/s12974-020-1705-z. Acesso em: 3 maio 2020.

que protege o intestino. Sem eles, essa barreira fica mais fraca e podem surgir pequenas inflamações no intestino – que são encontradas nas pessoas deprimidas. O descuido com o estilo de vida faz com que a sua microbiota pare de fornecer os benefícios que ela pode trazer para a sua vida. Portanto, dá para controlar o estresse e a ansiedade sim, e a maneira mais simples de se fazer isso é cuidar dos hábitos do dia a dia. O efeito pode ser surpreendente.

- Chocolate: Sabe aquele dia em que tudo que você planejou deu errado? Quando você chega à noite em casa e pensa: *Esse dia poderia não ter existido?* Você já teve uma vontade incrível de comer chocolate e devorou rapidamente uma barra? Porque chocolate é rico em triptofano, precursor da serotonina (substância da felicidade), e dá essa sensação de alegria. Mas alto lá: não adianta consumir chocolates cheios de açúcar e gordura, é preciso consumir um chocolate mais puro, com alto teor de cacau (no mínimo 60%), e quantidade menor de açúcares e gorduras.
- Kombucha: Bebida gasosa obtida a partir de fermentação do chá verde ou preto, podendo ter ou não adição de frutas e ervas. Essa preparação pode ser caseira, bastando apenas utilizar um chá (preto ou verde) como base, adicionar açúcar, água e as bactérias (essa cultura de bactérias própria para a kombucha é costumeiramente chamada de *scoby*). Como é rica em bactérias boas, a kombucha apresenta importantes benefícios para nossa saúde: fortalece nossa imunidade, melhora o funcionamento do intestino e até mesmo ajuda a emagrecer.

- Shoyu: Molho de soja amplamente utilizado na culinária oriental, é obtido a partir da fermentação da soja, tendo como outros ingredientes sal, trigo e água. Por suas propriedades medicinais, é um dos alimentos considerados chave para explicar a longevidade dos orientais. Mas atenção: não deve ser consumido em grande quantidade pela alta concentração de sódio. Fuja também do shoyu *light*, pois, apesar de conter menos sal, são adicionados conservantes prejudiciais à saúde.
- Iogurtes fermentados: são tradicionais em todo o mundo. Sua importância está na composição rica em bactérias boas que ajudam a compor a barreira intestinal bacteriana. Cuidado com alguns iogurtes vendidos nos supermercados, pois podem conter altas concentrações de açúcares e conservantes.
- Cúrcuma: encontrada no açafrão, e presente em alguns molhos como o curry, conhecida pela sua pigmentação amarelada. É um composto utilizado pela Ayurveda, medicina indiana, há mais de seis mil anos. Por ser rica em compostos conhecidos como fitoquímicos (metabólitos de plantas) que atuam como antioxidantes e anti-inflamatórios, ajuda a manter intacta a barreira intestinal, diminuindo a inflamação, e pode melhorar a atividade cerebral, reduzindo estresse e depressão.

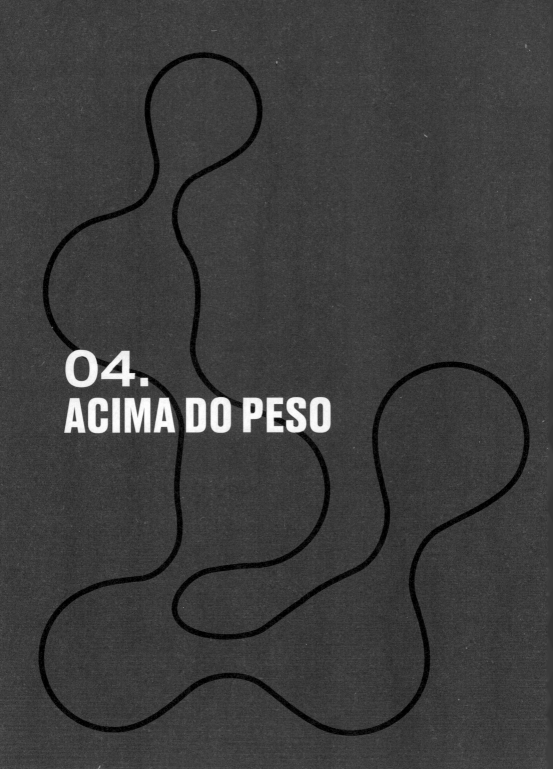

04.
ACIMA DO PESO

COMO OS ANTIBIÓTICOS PODEM TE ENGORDAR?

Segundo dados da OMS,[35] em 2016, 56,5% da população brasileira apresentava sobrepeso e 22,1% estava obesa. Eu mesmo fiquei assustado quando verifiquei esses dados, pois não imaginava que fossem tão altos. Mas por que a população está assim? Se analisarmos esses indicadores em 1975, veremos que a taxa de obesidade era 27,5% e sobrepeso de 5,2%. Para entendermos o que houve nos últimos 24 anos, primeiro precisamos discutir alguns conceitos básicos sobre a importância das bactérias nesse assunto: elas têm funções imunes, metabólicas, produzem vitaminas, hormônios e também compostos importantes para a saúde intestinal, que são os ácidos graxos de cadeia curta. Além do mais, essas bactérias ajudam a metabolizar certas substâncias carcinogênicas. Ou seja: quando a microbiota está em equilíbrio é uma maravilha. Porém, quando temos um desequilíbrio, qualquer pessoa fica suscetível às doenças.

No momento em que isso acontece, chamamos de disbiose, um desequilíbrio da microbiota intestinal – de ordem multifatorial – que leva a desordens crônicas e lentas. São desordens que não impactam o indivíduo de um dia para outro. É algo demorado, principalmente quando se trata de uma doença metabólica. Vários fatores nos levam a ter um quadro de disbiose, alguns dos quais são os seguintes:

- Tipo de parto;
- Amamentação;
- Uso de antibióticos;

---

35 WORLD HEALTH ORGANIZATION. **Noncommunicable Diseases: Risk Factors**. Disponível em: https://www.who.int/gho/ncd/risk_factors/overweight/en/. Acesso em: 2 dez. 2019.

O LADO BOM DAS BACTÉRIAS

- Etnia;
- Genética;
- Estilo de vida;
- Alimentação.

Se não corrigirmos esse desequilíbrio, um processo inflamatório se inicia e gera problemas silenciosos e degenerativos. Começamos uma guerra interna e não sabemos que horas será a batalha. O próprio médico também não sabe, só vamos descobrir quando o batalhão começar a se manifestar. Pode ser como uma série de infecções de repetição, doenças metabólicas (diabetes), dores crônicas, alergias, exacerbação dos sintomas de doenças autoimunes... tudo isso originado por um quadro de disbiose intestinal. Além do mais, as bactérias do intestino são importantes para produzirem substâncias que atuam na barreira mecânica contra a ação de outros microrganismos, dificultando sua entrada. Claro que podemos entrar em contato com microrganismos extremamente agressivos, mas temos uma capacidade intestinal de proteção e esta capacidade é medida a partir da quantidade e qualidade das bactérias que vão ajudar na produção de substâncias de defesa.

Nossa microbiota intestinal é um complexo ecossistema, e o equilíbrio e diversidade dele nos ajudam a ter uma vida saudável, mas os antibióticos, anti-inflamatórios, antiácidos, entre outros, desfazem esse equilíbrio. Isso porque todo e qualquer medicamento que utilizamos faz com que nosso corpo "pague um preço", ou seja, sempre teremos efeitos indesejados. É por isso que, em vez de pesquisar na internet pelo melhor remédio, sempre que temos um indício de doença precisamos investigar a causa. Os medicamentos não devem ser encarados como uma cura definitiva, apenas

ACIMA DO PESO

como um ajuste de curso para retorno à condição desejada. Além de destruir a microbiota, existe uma condição que se agrava com uma velocidade galopante, e diz respeito ao aumento dos casos de obesidade relacionados ao uso de antibióticos.

Sabe-se que o índice de obesidade da população acompanha o crescimento do uso de antibióticos. Em estudo bem interessante, pesquisadores brasileiros da Universidade de Sorocaba relacionaram dados do consumo de antibióticos e obesidade em todos os estados norte-americanos. O incrível é que foi encontrada uma relação linear, ou seja, nos estados onde há maior consumo de antibióticos, as taxas de obesidades são maiores.[36] Se você estiver com uma infecção urinária, por exemplo, e tomar um antibiótico, não vai matar apenas as bactérias que estão lá na sua bexiga. Ele vai destruir bactérias no seu corpo todo. E o impacto na sua microbiota é muito grande. Enfatizo que o antibiótico é muito importante para combate de infecções, mas ele deve ser utilizado apenas após uma avaliação médica rigorosa.

Certa vez conheci uma mulher que acreditava que antibióticos protegiam o organismo e adorava pedir que seu médico prescrevesse um tratamento com esse medicamento para ela. É quase uma hipocondria que poderia acabar com a sua saúde a longo e médio prazo. Ela dizia que todo ano gostava de tomar "uma jornada de antibióticos", porque, segundo ela, "zerava tudo". Eu fiquei petrificado diante daquela afirmação, e não me contive em explicar o que os antibióticos sem prescrição efetivamente faziam: além de destruir toda a proteção natural do organismo, ela ainda estava ganhando peso sem perceber

---

36 DEL FIOL, F. *et al*. Obesity: A New Adverse Effect of Antibiotics? **Frontiers in Pharmacology**, Lausanne, v. 9, p. 1408, 2018. Disponível em: https://www.frontiersin.org/articles/10.3389/fphar.2018.01408/full. Acesso em: 1 nov. 2020.

O LADO BOM DAS BACTÉRIAS

que havia uma ligação entre uma coisa e outra. "É como matar uma mosca com uma bala de canhão", expliquei. "Isso quando existe a mosca. Mas no seu caso, você joga o inseticida, mata tudo, sem nenhum mosquito ali dentro. Quando usa o antibiótico, você quebra esse equilíbrio do seu organismo. E com esse desequilíbrio, gera essa disbiose, porque vai causar permeabilidade intestinal. Ou seja, você começa a quebrar a barreira da mucosa intestinal e vazar o intestino."

Ela começou a ficar ansiosa com aquelas informações e pediu mais detalhes. Não entendia como algo que tinha tanto poder em matar bactérias podia ser maléfico para seu organismo. E assim como ela, milhões de pessoas pensam dessa forma. Numa pesquisa informal na unidade de pronto-atendimento da sua cidade, ou num pronto-socorro pediátrico, veja quantas pessoas acreditam que o antibiótico não faz nenhum mal, afinal, a informação que recebemos ao longo de nossa vida é que uma infecção bacteriana é realmente perigosa, podendo levar a desfechos graves mesmo em quadros infecciosos simples, como uma infecção urinária, e que são os antibióticos que nos salvam dessas situações. Também é importante lembrar que as pessoas estão cada vez mais ansiosas (olha o microbioma aí de novo), fazendo com que desejem tratamentos rápidos e com antibióticos mais "fortes". Além disso, não podemos descartar também o efeito placebo. No entanto, em muitos casos, médicos acabam prescrevendo antibióticos sem que seja necessário, uma vez que o paciente não quer esperar o tempo até o corpo se reestabelecer ou não pode se ausentar do trabalho por ter de aguentar alguns dias a mais com os sintomas, então pede por uma "receita", como se aqueles comprimidos não fossem impactar o organismo.

Se o microbioma humano influencia até a química cerebral, a ativação do sistema imunológico e mais uma série de funções, imagine então o estrago que um desequilíbrio é capaz de fazer. A questão é que, à medida que os cientistas aumentam o conhecimento sobre o microbioma humano, mais temos a certeza de que ele detém o controle de tudo. E somos nós os responsáveis por criar um ambiente inflamatório e a disbiose, que resulta numa deficiência de bactérias benéficas e crescimento exagerado de bactérias hostis.

"Mas, Alessandro, isso vai acontecer se eu tomar qualquer antibiótico?" A resposta é simples: quanto mais "forte" o antibiótico (maior espectro), maior o impacto para a pessoa. Infelizmente esse preço será pago com a sua saúde, pois o espectro é a quantidade de tipos de bactérias diferentes que o antibiótico mata. É como se você usasse um inseticida porque aparecem algumas formigas em sua casa, mas após aplicar o produto, as suas plantas morressem. Do mesmo jeito, quando você toma um antibiótico de amplo espectro, essa medicação zera seu equilíbrio intestinal em vez de matar apenas as bactérias que causam o seu mal-estar – não é por acaso que o principal efeito indesejado associado ao uso de antibiótico seja a diarreia.

Portanto, quando me perguntam se antibiótico é bom, eu respondo que depende de como está sendo utilizado.

Se você está com uma infecção e precisa usar o medicamento, tudo bem, desde tenha supervisão médica, pois, como tudo está integrado, o seu sistema imune está em seu intestino e também será afetado. Pode reparar: se o intestino não está bom, a imunidade não funciona bem. Ou seja, com a imunidade fraca, você tem mais infecções que vão precisar de antibiótico e assim por diante.

O LADO BOM DAS BACTÉRIAS

Pesquisadores discutem que a humanidade vive uma epidemia de obesidade que dura aproximadamente oitenta anos, cujo começo está ligado ao início da produção em larga escala da penicilina. Na década de 1940, após o fim da Segunda Guerra Mundial, Alexander Fleming, que vivia em Londres, descreveu o primeiro antibiótico da história. Com a penicilina disponível, as pessoas acreditavam ter encontrado sua panaceia, a cura para todos os males afinal; ninguém nunca mais iria morrer de infecção. A humanidade estava salva. Ledo engano. Como os antibióticos têm sido utilizados de maneira abusiva, sem uma necessidade real, com o passar do tempo sua eficácia tem diminuído. Um exemplo de uso abusivo desse medicamento é quando você tem uma dor de garganta e não sabe se é uma infecção bacteriana ou viral, mas mesmo assim toma o antibiótico, pois "na dúvida" é melhor tomar, visto que se for bacteriana o antibiótico cura; se for viral, vai passar de qualquer maneira. Até porque, que mal poderia fazer? Claro, qualquer pessoa pode ter uma infecção de garganta seguida de uma infecção urinária no mesmo mês, mas é necessário investigar a causa antes de sair tomando remédios, e fugir dos médicos que, sem qualquer exame mais detalhado, já prescrevem um antibiótico por dez dias.

Umas das principais referências mundiais em bactérias intestinais e sua relação com nossa fisiologia é o Dr. Jeffrey Gordon, da Washington University, em St. Louis, nos Estados Unidos. Ele e sua equipe conduziram vários experimentos associando microbiota intestinal e obesidade. Em um dos mais interessantes,[37] utilizaram ratos livres de microrganismos – que viveram em ambientes livres de bactéria (os *germs-free* comentados anteriormente) – e estavam com peso normal. Depois de serem divididos, o primeiro grupo de

---

37 RIDAURA V. *et al.* Cultured Gut Microbiota From Twins Discordant for Obesity Modulate Adiposity and Metabolic Phenotypes in Mice. **Science**, [s. l.], v. 341, n. 6150, 6 set. 2013. Disponível em: https://www.ncbi.nlm.nih.gov/pmc/articles/PMC3829625/. Acesso em: 7 dez. 2019.

ratos recebeu bactérias intestinais de uma pessoa obesa, e o segundo grupo recebeu as bactérias de uma pessoa magra. No fim da pesquisa, os ratos do primeiro grupo, que receberam as bactérias do obeso, ficaram gordos, sendo que o segundo grupo permaneceu magro.

Claro que ser magro não significa que a pessoa é completamente saudável, porém existem robustas evidências científicas que demonstram que as pessoas magras têm um perfil peculiar de microbiota intestinal, assim como os obesos[38, 39]. Porém, não existe fórmula mágica. Infelizmente, não há nada que você possa tomar que modifique esse perfil intestinal imediatamente, ele leva tempo para ser formado e está relacionado a uma série de condições especialmente ligadas à alimentação, como já mencionei. E é por isso que, mesmo que você seja magro hoje, precisa tomar cuidado para não ficar obeso nos anos futuros. Existem bactérias que são mais especializadas a degradar alguns tipos de alimentos e estima-se que, dependendo da microbiota intestinal, pode haver uma absorção de até 2% mais calorias numa alimentação. Pode parecer pouco, mas imagine uma mulher de 1,62m e 62 quilos, com um índice de massa corporal (IMC) de 23,5. Numa dieta diária de duas mil calorias, isso acarretaria um acréscimo de 1,9 quilos por ano somente em decorrência dessa carga calórica "extra". Em dez anos seriam dezenove quilos a mais, elevando seu peso para 81 quilos e seu IMC para 30,7, já na faixa de obesidade.[40]

---

38 MARUVADA, P. *et al.* The human microbiome and obesity: moving beyond associations. **Cell host & microbe**, v. 22, n. 5, p. 589-599, 2017. Disponível em:10.1016/j.chom.2017.10.005. Acesso em: 29 jan. 2021.

39 ZAWADA, A. *et. al.* Does gut-microbiome interaction protect against obesity and obesity-associated metabolic disorders? **Microorganisms**, v. 9, n. 18, 2021. Disponível em: https://doi.org/10.3390/microorganisms9010018. Acesso em: 29 jan. 2021.

40 TURNBAUGH P. *et al.* An Obesity-Associated Gut Microbiome with Increased Capacity for Energy Harvest. **Nature**, Londres, v. 444, p. 1027-1031, 2006. Disponível em: https://www.nature.com/articles/nature05414. Acesso em: 7 dez. 2019.

O LADO BOM DAS BACTÉRIAS

Você sabe como calcular o IMC? Você precisa dividir seu peso (em quilos) pelo quadrado da altura (em metros). A fórmula é:

$$IMC = \frac{peso\ (kg)}{altura\ (m)^2}$$

Para facilitar sua vida, disponibilizamos na página seguinte uma tabela para descobrir seu IMC.

Segundo o Ministério da Saúde,[41] os valores considerados em adultos (entre 20 e 59 anos) são:

- Baixo peso: menor que 18,5;
- Saudável: de 18,5 a 25;
- Sobrepeso: de 25 a 30;
- Obesidade: maior que 30.

O uso frequente de antibióticos pode influenciar seu peso. E o mais interessante é que as bactérias podem trocar informações genéticas, uma espécie de "sexo" entre elas para trocar material genético; então, quando você toma um antibiótico, muitas das cem trilhões de bactérias não morrem, o antibiótico não consegue matar todas. Assim, essas bactérias mais "espertas" passam a seu material genético para as outras, para que possam também sobreviver ao ataque do remédio. É por isso que você precisa tomar o antibiótico de maneira correta e prescrita, respeitando os horários. Se você precisa tomar um comprimido às 8h e esquece, a possibilidade de essas bactérias se tornarem resistentes ao efeito do remédio é maior. O mesmo acontece quando você precisa tomar o medicamento por sete dias, mas, como a dor e a febre sumiram após três dias de uso, você deixa

---

41 BRASIL. Ministério da Saúde. **IMC em adultos**. Disponível em: https://www. saude.gov.br/component/content/article/804-imc/40509-imc-em-adultos. Acesso em: 2 maio 2020.

ACIMA DO PESO

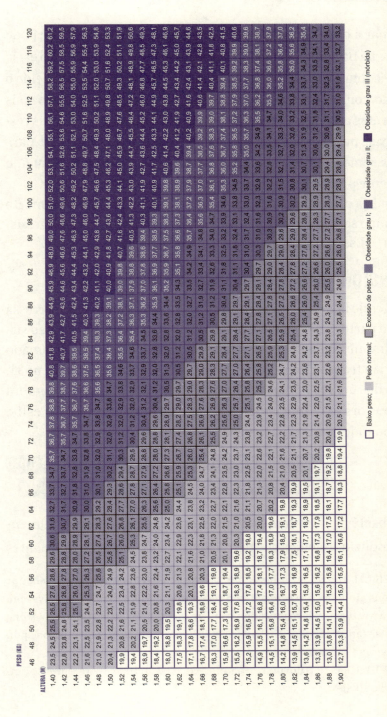

FIGURA 2 – tabela com cálculo do índice de massa corporal ideal (M).

de tomar a dose. Se não fizer o tratamento adequadamente, pode ser que da próxima vez que precisar desse mesmo antibiótico ele já não seja totalmente eficaz, pois as suas bactérias terão conhecido o inimigo, compartilhado a informação a respeito dele e estarão mais resistentes ao ataque. Percebeu como nós somos os principais responsáveis pela nossa saúde? É por isso que repito: não insista para que o seu médico prescreva antibiótico sem necessidade, e quando realmente precisar tomar, siga a orientação correta.

Lembra da previsão de que em 2050 a principal causa de morte no mundo serão as infecções provocadas por bactérias multirresistentes?[42] Esse será o resultado de nossa própria negligência.

O FUNCIONAMENTO DO NOSSO HD INTERNO

Antes de falar sobre alergias e suas causas, assunto que interessa grande parte da população, precisamos compreender o nosso sistema imune. Talvez você nunca tenha ouvido a frase do aclamado cirurgião francês René Leriche, que dizia "A saúde é a vida no silêncio dos órgãos",[43] mas reflita: em que momento você se lembra dos seus órgãos? Diariamente ou apenas quando eles não estão funcionando corretamente, causando dor e mal-estar?

Assim como os outros órgãos, o nosso intestino também trabalha em silêncio o tempo todo.

As bactérias habitantes do intestino ajudam a digerir alimentos, produzindo ácidos que têm ação anti-inflamatória e nutrientes

---

42 O'NEILL, J. The review on antimicrobial resistance. **Tackling drug-resistant infections globally: final report and recommendations**, 2016. Disponível em: https://www.biomerieuxconnection.com/wp-content/uploads/2018/04/Tackling Drug-Resistant-Infections-Globally_-Final-Report-and-Recommendations.pdf. Acesso em: 29 jan. 2021.

43 CANGUILHEM, G. **O normal e o patológico**. 6. ed. Rio de Janeiro: Forense Universitária, 2009.

essenciais como a vitamina K, que auxilia na coagulação e no desenvolvimento ósseo, e agem na proteção contra a invasão da mucosa por agentes infecciosos. Só que o sistema imune, no silêncio do intestino, pode se tornar inflamatório quando a mucosa é invadida por agentes infecciosos. Lembre-se: 80% do nosso sistema imune está no intestino. E esse exército está ali justamente porque é onde teremos contato incessante com substâncias estranhas, oriundas de nossa alimentação, além de estar ligado 24 horas por dia, focado em nos defender.

Porém, em algumas pessoas, o sistema imune assume o papel de vilão, porque começa a não reconhecer corretamente as substâncias com que entramos em contato. A alergia é uma resposta exagerada do seu sistema imune, e não por acaso a chamamos na medicina de hipersensibilidade. Em um momento de alergia, o seu sistema imune se torna o vilão e vou explicar o motivo. Por exemplo, você sabe que o vírus da dengue é extremamente perigoso, mas dificilmente saberá me dizer qual o problema da dengue. Muitas pessoas com essa doença podem desenvolver quadros de sangramento, só que o vírus da dengue não causa isso; é o sistema imune, que, ao entrar em contato com o vírus, começa a responder de maneira exagerada a ele e causa lesões na parede do vaso sanguíneo, então a pessoa começa a ter hemorragias horríveis. Outro exemplo simples para exemplificar essa relação é imaginar uma pessoa que é alérgica ao veneno de abelha. Você sabe o que acontece na primeira vez que ela for picada por uma abelha? Nada! Se a pessoa tem uma característica genética (nesse caso não tem nada a ver com o intestino) de não responder bem ao veneno da abelha, na primeira picada a pessoa será sensibilizada. A partir daí, seu sistema imune ficará alerta. Se for picada novamente, aí sim a resposta será tão intensa que poderá levá-la à morte.

O LADO BOM DAS BACTÉRIAS

Percebe como a alergia é um erro do sistema imune? Ele se confunde e responde de uma maneira exagerada. A cada ano que passa temos convivido com mais processos alérgicos, e é fácil de perceber isso: quem não conhece alguém que tem crises de rinite ou que utilizou um anti-histamínico para diminuir as manifestações de alergia? Para quem já tem filho, pergunto: quando você era criança tinha tanta alergia como seus filhos têm hoje? Pois é, isso acontece porque desde o nosso nascimento, nosso sistema imune reconhece todas as nossas células e as substâncias produzidas por elas como próprias, ou seja, que fazem parte do nosso organismo, e isso também vale para as bactérias que estão no nosso intestino. Dessa forma, o sistema imune tem um "HD gigante" com todos esses dados. Quando ingerimos um alimento, ele é "digerido" pelas bactérias intestinais, e a partir daí será absorvido. É um processo natural e salutar. Quando a microbiota estiver equilibrada, esse processo estará ocorrendo normalmente, mas em caso de disbiose, com predomínio de bactérias ruins, esses componentes alimentares não serão processados adequadamente e a informação chegará equivocadamente às células imunológicas. Com isso o sistema imune receberá a informação de uma substância que ainda não conhece, que não consta no HD, e acaba gerando uma resposta inadequada, podendo levar a uma alergia.

Além disso, quando estamos em disbiose, nosso intestino está mais permeável, ou vazado. Com esses "buracos" no nosso intestino, muitas substâncias vão passar direto pelas células intestinais, sem nenhum tipo de processamento. Isso também pode gerar uma resposta imune equivocada, pois nossas células não estão acostumadas a receber essa informação. A partir do momento em que essas substâncias alimentares não são reconhecidas adequadamente pelas nossas células imunes, teremos alergia. Isso vai gerar consequências para nosso organismo. No caso de uma rinite alérgica, por exemplo, trata-se de uma reação a algo com que você entrou em contato (pó, sujeira, asa de barata...) e que o seu sistema imune acaba respondendo de maneira exagerada. As principais manifestações são dermatológicas (coceira e manchas na pele) e respiratórias (falta de ar, coriza nasal) e ocorrem rapidamente, de cinco a quinze minutos após contato. Em casos graves, pode levar à morte com o que chamamos de choque anafilático, por parada cardiorrespiratória.

Não existe uma cura para essas respostas do seu sistema imunológico, afinal são relações que o nosso organismo estabelece quando nascemos (ou antes), porém, ao reconstituir a microbiota intestinal, podemos ter menos episódios de alergia ou torná-los menos agressivos, o que já é um grande avanço em comparação a passar a vida tomando anti-histamínicos que apenas causarão mais problema em nosso organismo.

DOENÇAS MULTIFATORIAIS

Existem pessoas que fumam a vida toda e não desenvolvem câncer de laringe ou pulmão. Afinal, como explicar essa doença que é um tabu tão grande na nossa sociedade que sentimos medo apenas ao ouvir o nome? Primeiro precisamos entender que as nossas células sofrem uma mutação quando estão se multiplicando em nosso organismo, e essa mutação é um erro nessa duplicação do material genético. Isso ocorre naturalmente, o nosso genoma apresenta aproximadamente três bilhões de bases do DNA e essas bases estão sendo duplicadas continuamente ao longo de nossa vida. Contudo, um erro pode gerar uma consequência grave, dependendo

O LADO BOM DAS BACTÉRIAS

do local em que acontecer. Se o erro for numa região que codifica uma proteína essencial, o resultado pode ser uma doença genética, por exemplo.

Porém, não precisa se preocupar. Embora seja um processo natural que não podemos controlar, na imensa maioria das vezes, quando a célula sofre uma mutação genética, acaba morrendo. O objetivo de duplicar o DNA é produzir proteínas, pois esse é o código da vida: nosso DNA (base da informação genética) é utilizado para produzir as proteínas das quais nós (e nossas células) necessitamos. Se há uma mutação, haverá uma mudança na proteína formada que não servirá para o corpo, ou seja, a célula acaba "morrendo de fome". Então, para que se desenvolva um câncer, é necessária uma mutação que leva a um descontrole do ciclo de vida da célula. É como se ela começasse a se multiplicar sem parar. Essa multiplicação enlouquecida vai levar à formação de uma massa de células, que vai crescendo sem parar, podendo inclusive invadir outros tecidos, comprometendo completamente sua função. É essa massa celular que as pessoas costumam chamar de tumor.

O problema com essa massa tumoral é que algumas células podem se soltar e acabar se depositando em outros órgãos, formando o que chamamos de metástase. Mas há mecanismos de reparo, pois o nosso sistema imune consegue detectar essas células enlouquecidas, destruindo-as. O sistema imune ataca a célula tumoral, mas nem sempre é capaz de destruir essas células; como elas se multiplicam muito rapidamente, dependemos que nosso sistema imune esteja operando em função máxima para ter sucesso. Quanto mais debilitado o sistema imune, pior, pois a pessoa que está imunodeprimida tem maior probabilidade de ter câncer. Isso explica por que as taxas de câncer são naturalmente maiores em crianças e idosos[44]. Ambos apresentam baixa imunidade: as crianças por terem um sistema imune ainda imaturo e os idosos pelo enfraquecimento das células imunológicas.

Como é uma mutação natural, nada podemos fazer em relação a isso, é um risco diário, mas sabemos que várias situações podem acelerar esse processo, pois podemos entrar em contato com substâncias que aumentam a probabilidade de essas mutações ocorrerem. São os carcinógenos, substâncias que podem induzir ao câncer. É por isso que os fumantes têm maior probabilidade de ter câncer de pulmão: o cigarro e sua posterior queima produzem substâncias que agridem as células de nossa mucosa pulmonar, induzindo mutações que podem levar ao câncer.

Também é de conhecimento popular que muitos aditivos alimentares possuem potencial carcinogênico, assim como levam a outras doenças, principalmente quando ingeridos regularmente. Precisamos lembrar que, com o consumo frequente de alimentos industrializados, a quantidade de aditivos alimentares presentes em diferentes produtos vai se acumulando, podendo ultrapassar os limites diários estabelecidos pelos órgãos de saúde. Uma das principais explicações para essa associação é que os aditivos alimentares podem alterar nossa microbiota intestinal.

Estes são os pincipais aditivos utilizados na indústria alimentícia[45,46]:

---

44 Dado consultado em ATLAS On-line de Mortalidade. **Inca** [s.d.]. Disponível em: https://www.inca.gov.br/aplicativos/atlas-de-mortalidade-por-cancer. Acesso em: 21 jan. 2021.
45 MEDEIROS, T. Quais os limites diários e os riscos que os aditivos podem trazer? **Drauzio**. Disponível em: https://drauziovarella.uol.com.br/alimentacao/quais-os-limites-diarios-e-os-riscos-que-os-aditivos-podem-trazer/. Acesso em: 3 maio 2020.
46 ZANIN, T. 7 aditivos alimentares que deve evitar na alimentação. **Tua Saúde**, jun. 2020. Disponível em: https://www.tuasaude.com/aditivos-alimentares-prejudiciais-para-saude/. Acesso em: 3 maio 2020.

O LADO BOM DAS BACTÉRIAS

Aditivos	Função	Exemplo	Doença associada
Umectantes	Utilizados para reter água	Polissorbato 80	Câncer
Corantes	Realçam a cor dos alimentos	Amarelo IV	Câncer
Aromatizantes	Conferem determinado sabor ao alimento	Glutamato monossódico	Doenças neurológicas
Conservantes	Aumentam a "vida útil" do alimento	Benzoato	Alergia
Acidulantes	Acidificam o alimento e diminuem a possibilidade de contaminação por bactérias	Ácido cítrico	Descalcificação óssea
Antioxidantes	Diminuem os efeitos naturais da oxidação, como escurecimento de frutas, descoloração de carnes e rancificação de gorduras	BHA BHT	Alergia, distúrbios gastrointestinais e aumento do colesterol
Espessantes	Garantem a viscosidade	Gomas, colágeno, gelatina	Câncer, inflamações
Estabilizantes	Estabilizam substâncias que não são compatíveis, como água e óleo	Carragena, alginato, caseína	Câncer, inflamações
Edulcorantes	Adoçantes	Aspartame	Câncer

Quando chegam ao nosso intestino, esses aditivos causam um processo inflamatório que pode induzir ao câncer. Porém, mesmo sabendo disso tudo, muitos não deixam de fumar nem de evitar certos

ACIMA DO PESO

alimentos. E você com certeza também já ouviu falar sobre o vírus HPV. Ele não é fatal para a mulher contaminada, mas a lesão causada pela sua presença pode ser um precursor de um câncer de ovário.

Claro que existem pessoas que têm maior predisposição ao câncer por motivos genéticos, e quero deixar uma coisa bem clara: o câncer é multifatorial. Não existe uma causa única. Depende de uma conjunção de fatores genéticos, mas também de hábitos de vida e influências ambientais, cuja atuação sobre nosso código genético chamamos de epigenética. Somada ao genoma e ao microbioma equilibrado, a epigenética é um dos tripés de uma vida saudável e plena.

O que precisamos entender, acima de tudo, é que hoje em dia o câncer é curável em grande parte dos casos, com procedimentos mais ou menos invasivos, e a ciência está caminhando cada vez mais para melhorar esse tratamento. Porém, por menor que seja o poder que temos de evitar essa doença, cuidando do funcionamento do nosso intestino ganhamos uma proteção a mais. Por mais cuidados que possamos ter com nossa alimentação, corremos o risco entrar em contato com substâncias perigosas, mas temos o muro de proteção das barreiras intestinais que metabolizam os agentes. Quando você tem barreira intestinal íntegra, a probabilidade de câncer é muito menor. Tudo no organismo (e na nossa vida) é causa e consequência, inclusive o câncer. É o preço que você vai pagar por algumas escolhas ruins. E não é coisa de uma semana de hábitos ruins, é a história de uma vida. Infelizmente, ao continuar dormindo pouco, comendo mal, não fazendo exercícios e vários outros fatores que citei, você terá maiores chances de adoecer no futuro.

Nada é por acaso, tudo na vida acontece por causa de uma série de fatores que hoje em dia são de nosso conhecimento. Assim, temos o poder de vigiar o nosso modo de viver e evitar adoecer, afinal,

O LADO BOM DAS BACTÉRIAS

somos os primeiros e principais responsáveis por nossa saúde. Estar livre de determinadas doenças é um presente que só você pode dar a si mesmo.

DISTÚRBIOS DE COMPORTAMENTO

Discutimos até aqui sobre como o intestino, a partir do trabalho das bactérias, influi diretamente no nosso comportamento. Listamos aqui algumas alterações existentes para você avaliar se elas estão presentes no seu comportamento. Se a resposta for positiva e elas estiverem impactando negativamente a sua vida, sugerimos que procure um médico. Essas alterações podem ser originadas por diversos fatores, mas talvez você esteja com disbiose. Entretanto, não se esqueça: uma alimentação natural e saudável não tem contraindicações, pode regularizar sua microbiota intestinal e influenciar positivamente o seu comportamento. Não custa tentar.

1 – Ansiedade: preocupação excessiva com algo que está para acontecer.

SIM ☐   NÃO ☐

2 – Depressão: sentimento de profunda tristeza, falta de esperança e baixa autoestima.

SIM ☐   NÃO ☐

3 – Distúrbios do humor: variações de humor num mesmo dia sem uma causa aparente.

SIM ☐   NÃO ☐

4 – Irritabilidade: irritação frequente, por qualquer coisa "sai do sério".

SIM ☐   NÃO ☐

5 – Estresse: estresse constante, sem um motivo específico.

SIM ☐   NÃO ☐

6 – Agitação: dificuldade de concentração em uma única tarefa, sempre "com a cabeça em outro lugar".

SIM ☐   NÃO ☐

7 – Esquecimento: esquece facilmente as coisas, precisa anotar as coisas mais simples, não lembra datas cotidianas (aniversários de pessoas próximas, feriados).

SIM ☐   NÃO ☐

Aqui, o ideal seria responder NÃO para todas as questões. Cada SIM assinalado deve ser investigado com auxílio de um profissional de saúde qualificado.

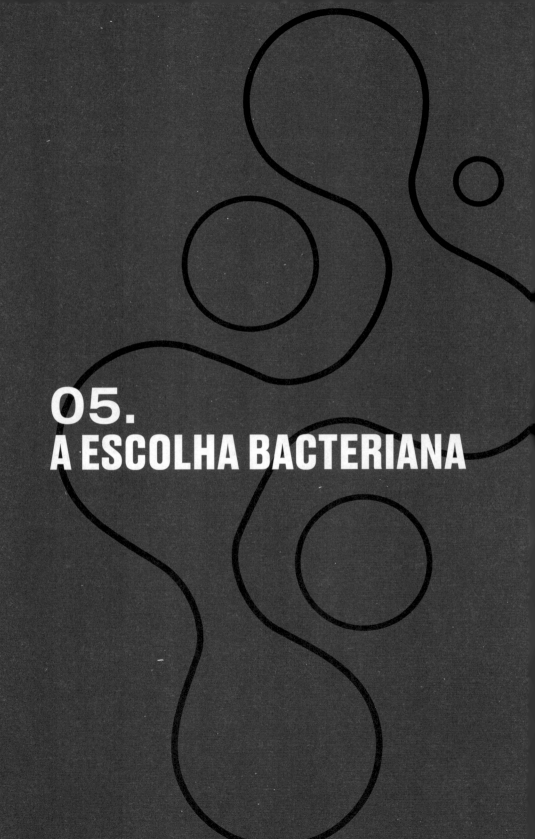

05.
A ESCOLHA BACTERIANA

INIMIGOS ÍNTIMOS

Até agora aprendemos que muitos microrganismos atuam como importantes agentes promotores de saúde. Estudos científicos demonstram esse papel e justificam a atenção criada pela mídia sobre esses seres microscópicos. Porém, meu objetivo aqui é lembrá-lo de que, da mesma forma que as bactérias nos protegem contra invasores indesejados em inúmeras situações, elas também podem causar doenças. Assim, sob circunstâncias específicas as bactérias podem migrar para o "lado negro da força". Dessa forma, precisamos discutir como essas bactérias presentes em nosso corpo podem causar danos significativos à saúde.

Muitas vezes assumimos riscos, mas não estamos preparados para as consequências do que fazemos. Somos responsáveis – ou deveríamos ser – pelas ações e consequências em nossas vidas. Isso vale para tudo, inclusive para a sua saúde. Se você estiver internado num hospital até mesmo para realizar um pequeno procedimento, acabará correndo um risco maior ou menor, dependendo do tipo de procedimento que será efetuado. Por isso, desde 2008, o CDC modificou a nomenclatura do que chamávamos, até bem pouco tempo atrás, de infecções hospitalares.[47] Hoje, com a evolução da medicina, vários procedimentos médicos são realizados fora do hospital: pode ser numa clínica médica, num atendimento domiciliar ou mesmo em postos de saúde. Verificou-se que o termo infecção hospitalar estava inadequado

---

47 HORAN, T. C.; ANDRUS, M.; DUDECK, M. A. CDC/NHSN surveillance definition of health care-associated infection and criteria for specific types of infections in the acute care setting. **American Journal of Infection Control**, v. 36, n. 5, p. 309-332, 2008. Disponível em: 10.1016/j.ajic.2008.03.002. Acesso em: 21 jan. 2021.

e hoje se utiliza um termo mais amplo: infecções relacionadas à assistência em saúde ou, se preferir, IRAS.[48]

Pode ser que você esteja se perguntando por que estou lhe explicando tudo isso, uma vez que se trata de algo tão técnico, mas é importante que você compreenda que muitos procedimentos podem acarretar infecções. Já ouvi inúmeras vezes o seguinte comentário: "Fui internada e acabei pegando uma infecção por uma bactéria do hospital". É claro que isso efetivamente pode acontecer, porém saiba que a grande maioria das infecções adquiridas dentro do ambiente hospitalar é endógena, ou seja: causada por bactérias que estão no nosso próprio corpo. Essas bactérias não vêm do ambiente, seja ele um hospital, sua casa ou um supermercado. Afinal, quando você precisa ser internado é porque, sem dúvidas, algo está errado. Ninguém é internado porque quer testar as instalações do hospital e conhecer o seu serviço de hotelaria – sim, hospital também fornece serviço de hotelaria, pois, além da preocupação médica, todo hospital quer oferecer o melhor serviço ao seu "cliente", que é o paciente. Então, se em determinado momento de sua vida você for internado e não estiver em suas melhores condições de saúde e, por exemplo, for realizar uma simples coleta de sangue, a colocação de uma sonda vesical ou até uma pequena cirurgia para retirada de um cisto na pele, existem riscos associados a tais procedimentos. Em todos esses casos, há algum rompimento das proteções naturais (como a pele e as mucosas), expondo você a microrganismos que estão nos colonizando.

Para que você compreenda melhor, vamos pensar em suas visitas ao dentista. Você já deve imaginar, mas a nossa boca também é rica em microrganismos (eles estão em cada canto do nosso corpo).

---

48 *Ibidem.*

A ESCOLHA BACTERIANA

Essas bactérias ajudam na defesa da mucosa oral e auxiliam na digestão inicial dos alimentos. Mas por que você vai ao dentista? Pode ser uma limpeza de rotina, mas às vezes procuramos esse profissional porque estamos com cárie, que é causada por uma bactéria chamada *Streptococcus mutans*, que, adivinhe, coloniza nossa boca. Quando você tem o hábito de consumir açúcares, que são o alimento preferido delas, e sua escovação é inadequada ou insuficiente, essas bactérias começam a "grudar" na superfície mineral do dente. Esse processo pode originar a cárie. Porém, tomar antibiótico não adiantaria, pois o remédio não penetra no dente, fazendo com que o dentista tenha de usar brocas – já ouviu o barulho na sua mente, né? – para retirar essa cárie e, em casos muito graves de infecção, retirar o dente todo. Logo, quando um dente é extraído, fica aquele buraco que mais parece uma cratera e seu dentista prescreve um antibiótico. Isso acontece porque todas aquelas bactérias que estavam na boca vão direto para a corrente sanguínea. Apesar de serem inofensivas na nossa boca, quando migram para a corrente sanguínea podem causar um estrago significativo. Essas bactérias têm uma afinidade com as células do nosso coração. Olha só, uma simples extração dentária pode levar uma pessoa a uma infecção cardíaca (chamamos de endocardite).

Porém, isso pode acontecer em uma parte ainda mais "simples" de nosso corpo, a pele. Ela tem uma quantidade de microrganismos infinitamente menor que nosso intestino, mas eles são igualmente importantes. Essas bactérias degradam substâncias, produzindo gorduras e sal. Sim, nossa pele é salgada devido às bactérias que estão ali, e esse sal ajuda a nos proteger contra a invasão de microrganismos indesejados. A maioria da população já lidou com espinhas, porém muitos não sabem que a acne é uma infecção causada pelas bactérias

O LADO BOM DAS BACTÉRIAS

que estão em nossa pele. Fatores como alimentação, oleosidade e higiene da pele são decisivos para o surgimento delas, e por isso na adolescência elas são muito mais comuns, pois é nessa fase da vida, em decorrência da produção hormonal, que nossa pela fica mais oleosa.

Na superfície externa da pele as bactérias ajudam em sua hidratação, mas com o excesso de oleosidade é como se elas escorregassem pelos poros e atingissem as camadas mais profundas da pele, gerando uma espinha. A bactéria que causa esse processo se chama *Cutibacterium acnes*. E você também pode ter ouvido falar do furúnculo, cujo processo é parecido com o da espinha, mas com uma lesão maior e bem mais dolorosa. Isso aconteceu comigo em 2018. Estava de férias em Londres e de repente tive um furúnculo na perna. Fiz uma limpeza local e não me preocupei com mais nada. Dois dias depois apareceu uma lesão na outra perna. Comecei a me preocupar, pois imaginei que poderia se espalhar. Foi certeiro, três dias depois começaram a aparecer outras lesões. Não perdi tempo, fui procurar atendimento no hospital e o médico prontamente indicou antibiótico. Fui à farmácia local, comprei o medicamento e comecei o tratamento. Além de não surgirem novas feridas, as outras começaram a diminuir, desaparecendo rapidamente.

A pele é um órgão repleto de bactérias e por isso existem alguns momentos em que devemos ficar atentos a tudo ao nosso redor. Antônio, um amigo do meu pai, foi internado no hospital com uma crise de pressão alta que não apresentava melhora após uso de medicamentos. Como seu estado de saúde era muito ruim, o médico resolveu interná-lo para observação e manter um tratamento mais intensivo, iniciando com prescrição de medicamentos por via endovenosa. Após três dias, o senhor Antônio começou a ter febres que pareciam inexplicáveis. O que aconteceu foi que, como estava

94

com medicação endovenosa durante três dias, através de um cateter (acesso venoso) na pele, houve uma consequência desastrosa: ele teve uma infecção da corrente sanguínea, conhecida como sepse. Ocorre quando as bactérias da pele "grudam" nesse cateter e, com o passar dos dias, acabam atingindo a corrente sanguínea. Como falei antes, na pele essas bactérias são desejáveis e inofensivas, mas no sangue não. Toda vez que utilizamos um cateter venoso estamos assumindo esse risco, pois sabemos que em três ou quatro dias essas bactérias vão aderir. Por isso um dos protocolos de controle de infecção dentro dos hospitais é retirar o cateter o mais rápido possível.

Contudo, é importante observar que, fora questões assim, as bactérias da pele não apresentam nenhum risco à saúde, basta apenas tomar cuidado. Por exemplo, imagine um profissional da saúde que trabalha em um hospital. Ele tem contato com muitos pacientes, com as mais variadas doenças, e a nossa pele é uma fonte de deposição de bactérias. Nesse caso, esse profissional pode se transformar em um vetor de disseminação de bactérias, principalmente quando entra em contato com pessoas mais suscetíveis (internadas), e é por isso que a principal forma de controlar infecções dentro do ambiente hospitalar é a lavagem das mãos. Isso mesmo, lavar as mãos de maneira correta, utilizando os produtos adequados, auxilia (e muito) a diminuir a transmissão de infecções no hospital.

Assim, ter o hábito de lavar as mãos após chegar em casa ou no trabalho, após passar por ambientes contaminados como transportes públicos, pode ser a melhor atitude no combate às bactérias indesejadas. Entretanto, não precisa usar produtos específicos para combater esses microrganismos. A não ser que você trabalhe em um hospital, o uso de produtos de limpeza convencionais e a manutenção da higiene pessoal diária já são mais do que o suficiente para manter a sua saúde em dia.

O LADO BOM DAS BACTÉRIAS

O PERIGO MORA AO LADO

Infecção urinária é a segunda infecção mais comum no mundo, ficando atrás apenas das infecções respiratórias.[49] Com isso dificilmente uma mulher vai passar a vida sem pelo menos um episódio: estima-se que 70% das mulheres terão pelo menos uma infecção urinária na vida.[50] E isso acontece porque as bactérias que causam infecção urinária estão no intestino, o seu principal reservatório, sendo que na mulher a região final do intestino é muito próxima da entrada da vagina. Assim, essas bactérias podem "migrar" para o canal vaginal, bem perto da entrada da uretra, e como a uretra feminina é muito pequena, o caminho que a bactéria precisa percorrer até chegar à bexiga é curto, facilitando a infecção. Não por acaso, esse grupo de bactérias que vive no intestino e causa infecção urinária é chamado de enterobactérias (bactérias intestinais), sendo que a principal é sem dúvida a mais famosa das bactérias: *Escherichia coli*.

Vários fatores podem explicar essa elevada prevalência, entre os quais idade, gênero, atividade sexual, hidratação e higiene. Por mais curioso que possa parecer, o principal fator de risco é a atividade sexual, e isso explica por que as mulheres jovens são as mais afetadas. A relação sexual em si não causa a infecção, mas facilita a entrada das bactérias, que as são empurradas mecanicamente para o início

---

49 BEHZADI, P. *et al*. A Survey on Urinary Tract Infections Associated with the Three Most Common Uropathogenic Bacteria. **Mædica**, Bucareste, v. 5, n. 2, p. 111-115, 2010. Disponível em: https://www.ncbi.nlm.nih.gov/pmc/articles/PMC3150015/pdf/maed-05-111.pdf. Acesso em: 2 maio 2020.

50 HEIDAR, N. *et al*. Management of Urinary Tract Infection in Women: A Practical Approach for Everyday Practice. **Urology Annals**, Riad, v. 11, n. 4, p. 339-346, 9 out. 2019. Disponível em: https://www.ncbi.nlm.nih.gov/pmc/articles/PMC6798292/. Acesso em: 3 maio 2020.

A ESCOLHA BACTERIANA

da uretra. A partir daí, elas se aderem e conseguem subir pelo canal. Por isso, é muito importante que a mulher se hidrate: quando urina, acaba dificultando a subida das bactérias pela uretra. Se a mulher vai ao banheiro uma ou duas vezes ao dia, a possibilidade de apresentar infecção é muito mais alta. Sempre quando uma de minhas alunas reclama que tem muita infecção urinária, eu pergunto:

— Quantas vezes você vai ao banheiro diariamente?

— Duas, quando acordo e quando vou dormir — responde.

Assim, realmente fica difícil passar muito tempo sem infecção. O critério para considerar que a mulher tem infecções urinárias de repetição é a ocorrência de três infecções em um ano ou duas num período de seis meses.[51] Além disso, a higiene íntima também é muito importante, pois as bactérias intestinais não costumam colonizar a região vaginal. Dessa forma, se isso acontece, além de predispor à infecção urinária, também podem acabar causando infecção vaginal. Outro problema dessas infecções são as recidivas, ou recorrências; é frequente ouvir relatos de mulheres que sofrem com elas. Além dos cuidados citados, a ingestão suco de cranberry (oxicoco) pode ajudar a prevenir novas infecções, uma vez que dificulta que a bactéria que usualmente causa infecção, a *Escherichia coli*, consiga "subir" pela uretra e chegar à bexiga.[52]

---

51 HAYLEN, B. *et al*. An International Urogynecological Association (IUGA) / International Continence Society (ICS) joint report on the terminology for female pelvic floor dysfunction. **International Urogynecology Journal**, [s. l.], v. 21, n. 1, p. 5-26, 2010. Disponível em: https://link.springer.com/article/10.1007/s00192-009-0976-9. Acesso em: 3 maio 2020.

52 SIHRA, N. *et al*. Nonantibiotic prevention and management of recurrent urinary tract infection. **Nature Reviews Urology**, Londres, v. 15, p. 750 - 776, 25 out. 2018. Disponível em: https://rdcu.be/b9zqP. Acesso em: 1 nov. 2020.

Os sintomas de infecção urinária são facilmente identificados, e a própria paciente costuma já chegar ao médico com o diagnóstico (sobretudo se não é a primeira experiência com esse tipo de infecção). Em geral a mulher apresenta quadro de ardência ao urinar, febre, dores nas costas e urgência ao urinar (tem muita vontade de urinar, parece que a bexiga vai explodir, mas logo depois de urinar já está com muita vontade novamente). Porém, a consulta médica é fundamental para avaliação do quadro e escolha do antibiótico mais adequado. A infecção urinária, além de ser facilmente diagnosticada pelo exame de urina, não é complicada para tratar e, se o medicamento for tomado de modo adequado normalmente, o desfecho será favorável.

Contudo, sem dúvida há uma preocupação: as gestantes. Nesse caso, os sintomas não são típicos, na maioria das vezes nem aparecem, necessitando o cuidado especial de realizar exame de urina com regularidade. Segundo o Ministério da Saúde, o exame de urina deve ser solicitado pelo menos na primeira consulta e na trigésima semana de gravidez.[53] Caso haja infecção, o tratamento é mais difícil e urgente, pois o quadro, caso não tratado rapidamente, pode evoluir para uma forma mais grave, que é a infecção renal, necessitando que a gestante seja internada para tratamento com antibiótico endovenoso.

BAIXA AUTOESTIMA

A microbiota vaginal é um ambiente muito rico em bactérias, constituindo o segundo local do corpo com maior quantidade

---

53 BRASIL. Ministério da Saúde. **Gravidez: o que é, sintomas, complicações, tipos e prevenção.** Disponível em: https://www.saude.gov.br/saude-de-a-z/gravidez. Acesso em: 3 maio 2020.

A ESCOLHA BACTERIANA

destas. Como em outros locais, essa colonização é benéfica para ambos e muito importante para a saúde da mulher. As principais bactérias nesse local são os lactobacilos, que defendem o ambiente vaginal de três maneiras: 1) colonizam as células epiteliais, dificultando que outras bactérias possam entrar e causar infecção; 2) produzem substâncias que inibem o crescimento de outras bactérias; 3) mantêm o pH vaginal ácido, tornando essa região hostil para a entrada de agentes causadores de doenças.

Assim como o intestino, a vagina é um ecossistema bacteriano que vive em equilíbrio, premissa importante para que, além de não ter doenças infecciosas, a mulher esteja mais protegida contra o câncer, diminua a probabilidade de infertilidade assim como de, quando gestante, apresentar prematuridade. Vários estudos científicos demonstram essas associações.[54,55] Quando há um desequilíbrio da microbiota vaginal, temos uma vaginose. Veja bem, apesar de apresentar quadro clínico compatível com infecção sexualmente transmissível (desde 2016 o Ministério da Saúde mudou a nomenclatura de DST para IST)[56], a vaginose não é uma condição

---

54 GUPTA, S., KAKKAR, V., BHUSHAN, I. Crosstalk between vaginal microbiome and female health: a review. **Microbial Pathogenesis**, [s. l.], v. 136, p. 1-10, 23 ago. 2019. Disponível em: https://www.ncbi.nlm.nih.gov/pubmed/31449855. Acesso em: 3 maio 2020.

55 MARTIN, D.; MARRAZZO, J. The vaginal microbiome: current understanding and future directions. **The Journal of Infectious Diseases**, [s. l.], v. 214, p. S36-S41, 2016. Disponível em: https://www.ncbi.nlm.nih.gov/pmc/articles/PMC4957511/pdf/jiw184.pdf. Acesso em: 3 maio 2020.

56 DEPARTAMENTO passa a utilizar nomenclatura "IST" no lugar de "DST". **Departamento de Condições Crônicas e Infecções Sexualmente Transmissíveis – Ministério da Saúde**, 17 nov. 2016. Disponível em: http://www.aids.gov.br/pt-br/noticias/departamento-passa-utilizar-nomenclatura-ist-no-lugar-de-dst. Acesso em: 22 jan. 2021.

de transmissão sexual. Vaginose não é infecção, mas desequilíbrio da microbiota vaginal.

A mulher, quando tem ciclo menstrual normal, apresenta um predomínio de lactobacilos que mantêm o pH vaginal ácido. Se por algum motivo esse equilíbrio é quebrado, algumas das bactérias que costumam habitar essa região começam a se multiplicar. O ambiente ácido torna-se básico, com um característico corrimento abundante com cheiro citado pelas próprias mulheres como "peixe podre", odor este que é acentuado após a relação sexual. O principal agente associado à vaginose é a *Gardnerella vaginalis*. Em decorrência das manifestações clínicas de corrimento abundante, bolhoso, muito fétido e sem causa aparente (não sexual), a mulher pode sofrer de baixa autoestima: um quadro clínico socialmente associado à infecção sexualmente transmissível, mas que não tem relação com atividade sexual, que além de poder dizimar um relacionamento também gera muito constrangimento devido à intensidade e ao mau cheiro do corrimento.

Muitas vezes esse quadro é associado à candidíase vaginal, outro agente bastante comum em mulheres. Só que nesse caso é um fungo, *Candida albicans*, que produz um corrimento espesso que algumas mulheres chamam de "queijinho" ou "coalhada", mas cujo principal sintoma descrito é intenso prurido. Infelizmente é uma condição extremamente comum, inclusive recidivas, que acaba prejudicando a vida da mulher.

Curiosamente, o uso de antibióticos está entre as principais causas da vaginose. Sexo anal, uso de duchas vaginais, absorventes internos e limpeza excessiva são outras causas associadas ao quadro. Esse corrimento com cheiro característico é um problema muito sério, e pode causar o que chamo de transtorno social, visto que vivemos numa sociedade monogâmica e o(a) parceiro(a) sexual desinformado(a) pode associar erroneamente os sintomas à infidelidade conjugal. Não foram poucas vezes durante minhas atividades que atendi a casais que, munidos do resultado do exame, vieram questionar "de onde veio essa bactéria". Após explicar o que estava acontecendo, era nítido verificar a alegria mútua gerada.

SAÚDE ÍNTIMA FEMININA

- Duchas vaginais: são totalmente contraindicadas, visto que a mucosa vaginal é ácida e os microrganismos que mantêm essa condição podem ser destruídos com o uso de tais duchas, podendo levar a um desequilíbrio microbiota vaginal (vaginose).
- Sabonete íntimo: são os mais recomendados, pois não alteram o pH vaginal. Porém, a higiene com água e sabonete neutro já é suficiente. O ideal é utilizar apenas os dedos, já que o uso de esponjas pode acabar causando pequenas lesões. Não é recomendado que essa higiene seja realizada mais de três vezes por dia.
- Lenços umedecidos: devem ser evitados, visto que podem causar irritações e também eliminar a lubrificação normal da vagina. Podem ser utilizados quando não há condições de realizar uma higiene adequada (trabalho, viagens...), principalmente em períodos menstruais ou após evacuação. Nesse caso, procurar lenços neutros, normalmente utilizados em bebês.
- Roupas íntimas: recomenda-se uso de algodão, pois os materiais sintéticos dificultam a transpiração, podendo levar

ao acúmulo de suor, favorecendo o desenvolvimento de *Candida* (candidíase vaginal).

- Cuidados pós-relações sexuais: sugere-se que a mulher tente urinar, faça uma higiene simples com água e sabonete neutro e troque a calcinha.

- DIU: o uso de dispositivo intrauterino como método contraceptivo tem como principal justificativa à contraindicação a possibilidade de que bactérias vaginais sejam introduzidas na implantação do DIU e acabem grudando nesse dispositivo, formando "massas" de bactérias (biofilme). Isso pode gerar infecções vaginais, necessitando muitas vezes que esse DIU seja retirado.

- Absorventes: devem ser trocados regularmente, a fim de impedir a proliferação de fungos e bactérias que podem causar danos à mucosa vaginal. Os absorventes externos ficam em contato com a região genital; assim, a vagina fica abafada, pois não há ventilação, e o sangue deteriora, o que pode levar à irritação da pele e propiciar um ambiente ideal para a proliferação de microrganismos. Já os absorventes internos são feitos de algodão, que acabam absorvendo, além do sangue, também a umidade natural (e saudável) da vagina. Alguns podem possuir substâncias químicas que causam irritação ou dano à mucosa vaginal. Uma alternativa é o uso de coletores menstruais, que são de silicone e não agridem a mucosa vaginal. Os absorventes internos devem ser trocados a cada três ou quatro horas, enquanto o coletor deve ser retirado e lavado no mesmo período. Importante: os absorventes não devem ser utilizados durante toda a noite, pois um período maior do que sete horas promove um acúmulo de sangue que pode gerar reações tóxicas (síndrome do choque tóxico). Devem ser utilizados os absorventes tradicionais (externos) à noite, sendo descartados assim que acordar.

- Cremes probióticos: hoje existem cremes vaginais com probióticos vendidos comercialmente que ajudam a recolonizar a mucosa vaginal com bactérias boas (*Lactobacillus*), restabelecendo o equilíbrio da microbiota vaginal e diminuindo a possibilidade de infecção por *Candida*. É importante salientar que uma avaliação médica deve ser realizada para verificar a real necessidade de uso.

AMEAÇA SILENCIOSA

Hoje, se você pesquisar por "superbactérias" em qualquer mecanismo de busca na internet, vai encontrar inúmeras matérias indicando esse tema como um grave problema de saúde pública mundial. Para início de conversa, não concordo com essa denominação, e pode até parecer inocência minha, mas quando penso em superbactéria, imagino uma bactéria superpoderosa, que pela sua elevada capacidade de causar doença (virulência), seria fatal. Concorda? Posso citar a *Neisseria meningitidis*, que causa meningite, muitas vezes fatal em crianças. Ou mesmo o *Bacillus anthracis*, do qual você deve ter ouvido falar principalmente na época do 11 de setembro de 2001 (atentado terrorista nos Estados Unidos), sendo utilizado como uma arma biológica: o antraz. Porém, as bactérias chamadas de superbactérias são outras e você pode tê-las vivendo em seu intestino agora. As superbactérias são aquelas resistentes aos antibióticos e podem conviver harmoniosamente no ecossistema intestinal sem o menor problema. Quando tudo está sob controle, claro.

Um exemplo de que talvez você já tenha ouvido falar é KPC. Na verdade, KPC nem é uma bactéria, mas sim uma enzima, e o nome significa *Klebsiella pneumoniae carbapenemase*. Esse nome vem da primeira bactéria onde a enzima foi encontrada, e "carbapenemase" significa uma enzima produzida pela bactéria capaz de inativar os carbapenêmicos, grupo de antibióticos mais poderoso que conhecemos. Sentiu a ameaça? Na imensa maioria das vezes, essa ameaça não é para você, mas para pessoas que estejam num hospital. Por isso, quando você é transferido de um hospital a outro, é "presenteado" com duas coletas de rotina: um cotonete (chamamos de *swab*) nasal e outro retal. Vamos ao laboratório pesquisar se você é colonizado por bactérias multirresistentes; caso seja, constitui uma ameaça dentro do ambiente hospitalar, necessitando ficar em isolamento. Claro que se você fizer uma cirurgia intestinal, essa ameaça é para você mesmo, pois enquanto essas bactérias estão dentro do intestino não constituem um perigo, mas quando esse intestino é aberto no processo cirúrgico, pode haver uma passagem dessas bactérias para a corrente sanguínea, com prognóstico muito ruim.

A colonização dessa bactéria não depende se você já foi internado ou não; quanto mais antibióticos você ingerir, maior a probabilidade de selecioná-las naturalmente no seu intestino. Lembra-se da teoria da seleção natural de Darwin?[57] Apenas os indivíduos mais capacitados prevalecem nas gerações posteriores, e isso vale para as bactérias também. Se pensarmos que uma geração é basicamente o ciclo de

---

57 DARWIN, C. **A origem das espécies**. São Paulo: Edipro, 2019.

A ESCOLHA BACTERIANA

vida de uma espécie, e levarmos em consideração que o homem vive em média 75 anos e uma bactéria 30 minutos, o impacto evolutivo de 24 horas de uso de antibiótico sobre a população bacteriana é o mesmo que 3.600 anos de história do homem. Consegue imaginar como o *Homo sapiens* hoje é mais evoluído do que a mesma espécie de 3.600 anos atrás? Quando você toma antibiótico, acaba selecionando, no seu organismo, aquelas bactérias resistentes. Além de não serem mortas pelos antibióticos, elas começam a prevalecer na população bacteriana como ameaças silenciosas e inimigos íntimos. E é exatamente assim que as bactérias podem ser boas e ruins para nós.

VOCÊ TEM A CHAVE DO BEM-ESTAR

Nascemos com uma microbiota saudável, mas a exterminamos dia após dia. Num dia comendo em fast-food, uma semana se alimentando apenas de industrializados, depois uma péssima educação alimentar, antibióticos, sedentarismo, hábitos de sono irregulares, bebidas alcóolicas em excesso e, dessa forma, vamos afastando as bactérias boas, aquelas que estão ali para nos proteger. E com os hábitos ruins começamos a alimentar novas bactérias, as que estão ali para nos destruir. E de tanto alimentar essas bactérias ruins, um dia surge um sinal de aviso em forma de inflamação, dor ou mal-estar. Porém, você toma um remédio paliativo, ignora esse sinal de aviso e continua com aqueles hábitos.

A doença é a prisão que nós construímos para nós mesmos. É o lugar que elegemos para ficar em vez de cultivar as companhias com as quais nascemos. E não são apenas doenças físicas que podem ocorrer, mas também doenças psíquicas, pois grande parte delas estão relacionadas com o seu intestino, é uma questão de causa e efeito. E o meu desejo com este livro não é ser o cara "dos bons hábitos", que fica repetindo que você precisa dormir bem, se alimentar corretamente e fazer exercícios, mas mostrar que, quando não exercemos esse estilo de vida mais regrado, estamos cavando a própria cova.

> **Porém, existe uma solução, e você tem bactérias aí dentro que estão prontas para transformar a sua vida em algo maravilhoso.**

Você é capaz de adequar o seu intestino naturalmente por meio da alimentação, porque precisa alimentar suas bactérias boas. E entenda que o argumento "essa doença é comum para a minha idade" não se encaixa aqui. Na verdade, é comum na sua idade para as pessoas que tiveram toda uma vida de hábitos ruins, então não aceite a doença como algo esperado, porque não é. No século XVII, estava em voga a teoria divina das doenças: tenha uma vida de pecados e será punido com uma doença. Parece que algumas pessoas ainda vivem com essa mentalidade. É muito mais fácil culpar os outros do que a si mesmo, mas saiba que a doença não é culpa de ninguém, é uma consequência de nossa rotina desregrada.

Nós nascemos para ser saudáveis, é um direito nosso, e o nosso organismo tenta garanti-lo. Porém, temos que colaborar. Conheço um homem que trocava refeições por doce, mas não fazia ideia do que o açúcar faria com seu organismo. Hoje, aos 62 anos, convive com a diabetes, doença que controla através da ingestão diária de medicamentos, porém, sempre que o vejo, está com um doce na mão. Um sorvete, um bolo, uma bolacha, qualquer coisa

A ESCOLHA BACTERIANA

que contenha açúcar, e é uma relação fácil, pois ele controla a doença com o uso correto de um medicamento, então não sente o mal que está fazendo a si mesmo. Afinal, cada vez mais vemos pessoas que se habituaram a tomar remédios para doenças que elas próprias cultivaram e que poderiam combater, ou amenizar, com cuidados simples.

Infelizmente, nem sempre identificamos quando estamos com o intestino permeável, só descobrimos quando a doença chega. As inflamações começam de maneira silenciosa, sem mostrar sinais de imediato, e as consequências podem aparecer apenas depois de anos. Porém, sabendo dos nossos hábitos diários, conseguimos ter ideia se estamos cultivando a saúde ou a doença futura.

A questão é que nosso sistema digestivo tem suas atividades bem definidas. Ele é responsável por trazer para o organismo uma digestão saudável, processando os alimentos que ingerimos. Seja um cachorro-quente ou uma salada, o trabalho é buscar os nutrientes que vão beneficiar o seu corpo. Não preciso nem explicar a trabalheira que deve dar quando você se entope de comida de péssima qualidade, né? Pois é, seu sistema digestivo precisa bloquear as toxinas com um único propósito: impedir que elas sejam absorvidas pelo sangue, mas quando as suas bactérias boas não existem, o intestino vazado não consegue impedir que essas toxinas entrem em nossa corrente sanguínea.

A notícia boa é que você pode reverter esse quadro sozinho, e reduzir a inflamação no seu organismo. Tudo no nosso corpo está interligado e é necessário reagir. Você é o agente de mudança, e eu posso falar por mil páginas aqui, mas a mudança deve partir de você! As bactérias estão ali, prontas para ajudar, mesmo que esteja inerte esperando a salvação vir de um remédio milagroso.

A mágica acontece no seu organismo e o papel fundamental é das bactérias que residem aí. As bactérias que vão transformar água em vinho.

MILAGRE BACTERIANO

Já conseguimos ficar mais íntimos da relação entre o nosso corpo e as bactérias, porém elas exercem diversas funções com muitos fins, e existem muitos papéis importantes envolvidos nessa relação, sendo que os principais são os que relaciono a seguir.

IMUNIDADE

Já falamos sobre nosso exército de defesa contra agentes causadores de doenças. Nesse exército, as bactérias que estão em grande quantidade serão a primeira linha de defesa. Elas vão tentar nos proteger inicialmente, e as células imunes só vão entrar na batalha depois que as bactérias forem vencidas. Pensando na nossa imunidade como um tabuleiro de xadrez, as bactérias são os peões. Eles não vão pensar duas vezes antes de morrer em seu benefício.

DIGESTÃO

Nossas células intestinais não são capazes de absorver vários nutrientes que ingerimos e esse papel é realizado pelas bactérias intestinais. Em especial os alimentos de origem vegetal (fibras), que são os principais nutrientes para as nossas bactérias boas. Além disso, outras substâncias também serão processadas pelas bactérias, fazendo com que nosso intestino possa funcionar adequadamente. Elas ajudam a nos alimentar e aproveitam se alimentando também. É a união perfeita.

METABOLISMO

Vários hormônios são produzidos no intestino sob a supervisão direta das bactérias. Alguns desses hormônios, como a leptina, atuam na nossa saciedade, que é a capacidade de ficarmos satisfeitos após uma refeição. Ou seja, interferem diretamente na quantidade de comida que vamos ingerir e, sem dúvida, acabarão impactando no nosso peso. Outros hormônios vão regular nosso metabolismo, que de uma forma simplória significa o modo como iremos utilizar todos os nutrientes ingeridos. Qualquer alteração levará a uma síndrome metabólica, gerando um efeito cascata que pode levar a diabetes, obesidade e doenças cardíacas, entre outras.

NEUROLOGIA

Para que possamos desempenhar nossas funções cotidianas como trabalhar, namorar, ler e assistir a um seriado, necessitamos de substâncias chamadas neurotransmissores, que são os mensageiros químicos do nosso sistema nervoso. Sem dúvida, o mais famoso é a serotonina, conhecida como hormônio da felicidade, mas podemos citar outros, como a dopamina (associada ao prazer) e a acetilcolina (ligada a aprendizagem e memória).

NUTRIÇÃO

O principal nutriente para nossas células intestinais são os ácidos graxos de cadeia curta, produzidos pelas bactérias intestinais. Essas células vão efetivamente absorver substâncias e precisam estar bem alimentadas para funcionar perfeitamente. Além disso, também secretam várias vitaminas (B1, B2, B6, B12, K) e outros cofatores enzimáticos, muito importantes para nosso metabolismo.

ESTRUTURAL

A diversidade bacteriana é fundamental para a manutenção de um ecossistema intestinal adequado, que servirá como uma barreira de defesa e também na produção de proteínas que funcionam como "colas" (chamadas *tight junctions*), imprescindíveis para a manutenção da integridade intestinal. Também atuam estimulando o desenvolvimento das microvilosidades intestinais, que são saliências que têm por objetivo aumentar a superfície de absorção. Imagine se o intestino fosse liso, os nutrientes poderiam acabar "passando direto" e não seriam absorvidos, porém eles ficam "presos" nessas vilosidades, auxiliando na eficácia do processo digestivo.

Acredito que agora você tenha esclarecido diversas dúvidas sobre como cultivar uma microbiota ideal para a manutenção de nossa saúde. Afinal, agora você já consegue identificar quais comportamentos destroem o nosso arsenal de bactérias boas e pode começar a se cuidar para evitá-los. Assim, a partir do próximo capítulo, vou mostrar estratégias para você construir uma microbiota saudável, que vai lhe ajudar a ter uma vida mais saudável, prazerosa e longa.

Tudo no nosso corpo está interligado e é necessário reagir. Você é o agente de mudança, e eu posso falar por mil páginas aqui, mas a mudança deve partir de você!

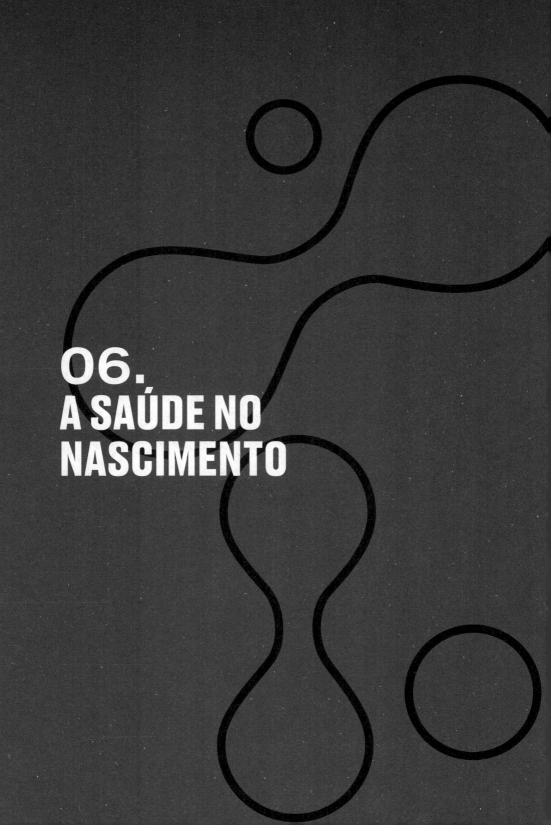

06.
A SAÚDE NO NASCIMENTO

Você nasceu de parto natural ou cesárea? Independentemente da resposta, infelizmente foi algo sobre o qual você não teve poder de escolha. No entanto, se você deseja ter filhos ou conhece alguém que terá, as informações que vou compartilhar a seguir podem mudar a sua opinião – e a dos outros – a respeito da cesárea. Afinal, a maneira como você nasce interfere diretamente na sua microbiota, e não importa se você se alimentou bem a vida toda: se não recebeu a amamentação correta por leite materno, a sua microbiota também sofreu consequências. Costumo dizer que se as mulheres soubessem da importância de ter um parto normal, elas jamais optariam pela cesárea sem uma indicação clínica criteriosa, porque um bebê que nasce de parto normal tem uma saúde melhor. E não me refiro apenas à saúde do recém-nascido, mas sim do impacto que aquela pessoa sentirá até o último dia de sua vida.

O parto é o momento em que o recém-nascido é colonizado pelas bactérias de sua mãe pelo contato da pele do bebê com a mucosa vaginal no canal do parto. Isso é fundamental para uma imunidade inata no momento do nascimento, visto que quando isso acontece os anticorpos da mãe passam para o bebê. Logo, é importante saber que tipos de anticorpos a gestante tem em sua corrente sanguínea, dado que estes atravessam a barreira placentária, e quando uma criança nasce, seu sistema imune é muito imaturo, necessitando desses anticorpos maternos para auxiliar na defesa contra microrganismos. Embora nossas avós não tivessem essas informações técnicas, antigamente era muito mais raro uma criança não receber o leite materno nos primeiros meses de vida – ou até anos – e os índices de alergia eram muito menores do que os de hoje.

O parto normal e a amamentação são uma espécie de combo de saúde vital para o bebê ter uma vida saudável. A exposição a

O LADO BOM DAS BACTÉRIAS

determinadas espécies bacterianas do canal vaginal, como Lacto-bacilos e Bifidobactérias, proporciona proteção ao recém-nascido, sendo que a maior colonização por Lactobacilos pode prevenir o desenvolvimento de doenças do trato respiratório, por exemplo, enquanto Bifidobactérias podem reduzir o risco de desordens au-toimunes. Na cesárea, existe maior risco de colonização por bactérias patogênicas, como *Staphylococcus*, *Klebsiella* e *Clostridium*, que estão intimamente relacionadas ao desenvolvimento de infecções, obesidade e processos alérgicos.[58] Algumas crianças, na hora do parto, ingerem bactérias que estão no canal vaginal e têm seu in-testino colonizado por elas. É uma das coisas mais importantes que acontecem no nascimento da criança. E como todo recém-nascido, ele é colonizado por bactérias que estão no ambiente hospitalar, com a diferença de que na cesárea o bebê não recebe as bactérias maternas de proteção e já é exposto diretamente ao perigo. Conheço também mulheres que tiveram seus bebês em partos domiciliares, como é comum em muitos países, sobretudo os mais desenvolvidos (em 2018, nos Estados Unidos, a taxa de cesariana foi de 32%),[59] e existe outra condição extremamente favorável para a saúde nesses casos: quando a criança é colonizada pelas bactérias do ambiente da própria casa.

---

58 STINSON, L.; PAYNE, M.; KEELAN, J. A critical review of the bacterial baptism hypothesis and the impact of cesarean delivery on the infant microbiome. **Frontiers in Medicine**, [s. l.], v. 5, n. 135, p. 1-13, 4 maio 2018. Disponível em: https://www.ncbi.nlm.nih.gov/pmc/articles/PMC5945806/pdf/fmed-05-00135.pdf. Acesso em: 3 maio 2020.

59 MARTIN, J. *et al.* National Vital Statistics Reports. Births: Final Data for 2018. **United States Department of Health and Human Services**, 21 nov. 2019. Dispo-nível em: https://www.cdc.gov/nchs/data/nvsr/nvsr68/nvsr68_13-508.pdf. Acesso em: 3 maio 2020.

A SAÚDE NO NASCIMENTO

Em estudo interessante, pesquisadores compararam o microbioma intestinal de 35 bebês nascidos em casa e no hospital, todos de parto normal, sem uso de antibióticos.[60] Foram coletadas amostras vaginais da mãe (antes do parto) e microbiota das fezes dos bebês 1, 2, 7, 14, 21 e 28 dias após o parto ter sido realizado. Concluíram que os bebês nascidos em casa apresentaram maior abundância de bactérias boas quando comparados aos bebês nascidos no hospital. Isso sugere que a hospitalização pode afetar a microbiota da fonte vaginal e a colonização inicial durante o trabalho de parto e nascimento, com efeitos que podem persistir na microbiota intestinal de bebês um mês após o nascimento. Por isso disseminar esse tipo de informação é importante, porque muitas mães acreditam que os benefícios do parto não podem ser mensurados.

A cesárea é uma intervenção cirúrgica que pode salvar vidas materna e neonatal desde que haja indicação específica ou uma necessidade real.

O Brasil é o segundo país com maior número de cesáreas do mundo[61] e infelizmente a maioria delas é eletiva – ou seja, feita sem necessidade. Em 2016, segundo o Ministério da Saúde, cerca de

---

60 COMBELLICK, J. *et al*. Differences in the Fecal Microbiota of Neonates Born at Home or in the Hospital. **Nature**, Londres, v. 8, n. 15660, p. 1-9, 23 out. 2018. Disponível em: https://www.nature.com/articles/s41598-018-33995-7.pdf. Acesso em: 3 maio 2020.

61 SANDALL, J. *et al*. Short-Term and Long-Term Effects of Caesarean Section on the Health of Women and Children. **The Lancet**, Londres, v. 392, n. 10155, p. 1349-1357, 13 out. 2018. Disponível em: https://www.thelancet.com/journals/lancet/article/PIIS0140-6736(18)31930-5/fulltext. Acesso em: 28 abr. 2020.

55,4%[62] dos nascimentos foram realizados por cesariana, sendo que a OMS sugere que esse índice não ultrapasse os 15%.[63] Isso ocorre porque a parturiente deseja agendar a data de nascimento, tem medo das dores do parto ou porque o médico não a instruiu sobre o impacto para a saúde do bebê.

Um documentário chamado *O renascimento do parto*, composto de três volume na plataforma de *streaming* Netflix, mostra evidências e entrevistas com profissionais do mundo todo sobre como o parto pode influenciar a saúde do recém-nascido, mas sobretudo como a indústria das cesáreas tornou-se um mercado lucrativo para muitos profissionais da área da saúde. Aqui é importante ressaltar que muitas mulheres relatam que buscam o parto normal e recebem a indicação de cesárea sem uma avaliação clínica criteriosa. Uma amiga conta que fez o pré-natal durante 39 semanas com uma médica de seu convênio que sempre dizia que iam fazer um parto normal. No entanto, na última semana do acompanhamento, a médica disse que elas deveriam agendar uma data, porque seu bebê era muito grande. Essa amiga, que lia muito a respeito do assunto, entendia que bebê grande, de acordo com a estimativa de peso no ultrassom, não era indicação de cesárea, e a obstetra, como se houvesse qualquer relação entre uma coisa e outra, argumentou o seguinte sobre a gestante: "Mal deixava que eu fizesse o exame de toque, como queria um parto normal?". No entanto, nesse caso o

---

62 OCCHI, G. *et al.* Strategic Measures to Reduce the Cesarean Section Rate in Brazil. **The Lancet**, Londres, v. 392, n. 10155, p. 1290-1291, 13 out. 2018. Disponível em: https://www.thelancet.com/journals/lancet/article/PIIS0140-6736(18)32407-3/fulltext. Acesso em: 17 dez. 2019.

63 CASSELLA, C. The World Health Organization Has Called For a Reduction in C-Section. **Science Alert**, Griffith, 13 out. 2018. Disponível em: https://www.sciencealert.com/who-global-caesarean-rates-double-15-years. Acesso em: 17 dez. 2019.

desfecho foi interessante: como a gestante realmente queria um parto normal e tinha plena saúde (além de condições financeiras), deixou o consultório médico e foi buscar por outro profissional que pudesse atendê-la. O resultado foi que o segundo profissional esperou que ela entrasse em trabalho de parto de uma gestação saudável, que ultrapassou as quarenta semanas, e ela teve seu parto normal hospitalar.

Outro dado interessante foi apresentado pelo Ministério da Saúde: em 2016, ao comparar os partos no Brasil, quando realizados pelo SUS, a taxa de cesariana foi de 41%, enquanto pelos convênios médicos foi de 83%.[64] Vale a pena a reflexão.

Muitas mães procuram uma cesárea com a justificativa de que não querem sentir dor, procurando a comodidade de saber a data e a hora de se preparar para ter o filho. No entanto, quem perde com isso são as crianças, tendo em vista que a mucosa vaginal é preparada para isso: para colonizar a criança antes de sua exposição, e essa colonização acontece com as principais bactérias intestinais da mãe. Essas bactérias exercem um papel fundamental para preparar o intestino do bebê para receber seus primeiros nutrientes por meio da amamentação. Uma criança que nasce de parto normal seguramente é mais saudável que uma criança nascida de cesárea – e não é necessário fazer nenhum exame para comprovar isso, embora existam muitas pesquisas que o façam –, pois a mucosa vaginal está cheia de lactobacilos que não podem ser substituídos na imunização natural. Além disso, na humanização do nascimento, é também importante a amamentação na primeira hora de vida. As bifidobactérias, que são transmitidas no processo

---

64 OCCHI, G. M. *et al.* Strategic measures to reduce the caesarean section rate in Brazil. **The Lancet**, v. 392, n. 10155, p. 1290-1291, 2018. Disponível em: https://doi.org/10.1016/S0140-6736(18)32407-3. Acesso em: 21 jan. 2020.

O LADO BOM DAS BACTÉRIAS

de amamentação, também são importantes porque preparam o intestino da criança.[65]

As bactérias da mãe são transferidas da vagina e do períneo, no nascimento, por meio do contato com a pele e pelo consumo de leite materno durante a amamentação. A microbiota infantil sofre maturação e aumenta sua diversidade e estabilidade, lembrando a microbiota de indivíduos adultos apenas aos três anos. Como resultado de sua instabilidade, a microbiota na infância é particularmente vulnerável. Com base na evidência de que a microbiota pode participar da sinalização metabólica e da extração de nutrientes, perturbações nas populações da primeira infância podem resultar em padrões metabólicos desfavoráveis, incluindo ganho excessivo de peso, desenvolvimento de alergias e maior suscetibilidade a infecções.

A verdade infeliz é que, como reflexo desse crescente número de cesáreas agendadas sem necessidade, presenciamos uma catástrofe na saúde dos bebês. Quando a mãe agenda a cesárea, ela antecipa o processo natural daquela criança e não recebe a carga correta de ocitocina que ocorre no parto natural, fazendo com que ela, muitas vezes, não produza leite assim que a criança nasce. Logo, ela precisará recorrer às fórmulas artificiais para poder amamentar o filho. Assim, a criança terá maior tendência à obesidade, alergias e inflamações, pois o seu intestino não foi preparado da maneira correta em decorrência da mecanização do nascimento moderno.

---

65 COX, L.; BLASER, M. Antibiotics in early life and obesity. **Nature Reviews Endocrinology**, Londres, v. 11, p. 182-190, 2015. Disponível em: https://www.nature.com/articles/nrendo.2014.210?draft=marketing. Acesso em: 30 maio 2020.

A SAÚDE NO NASCIMENTO

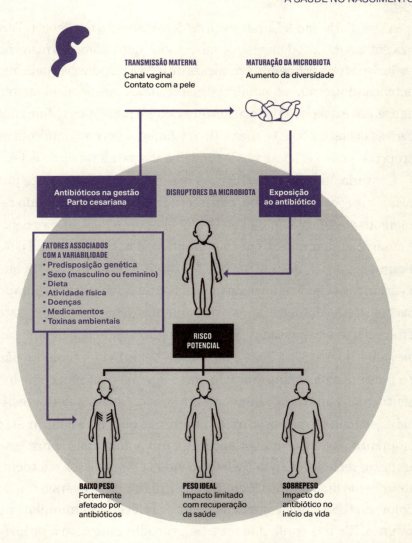

FIGURA 3 – Ao nascer, a criança entra em contato com as bactérias da mucosa vaginal. Um parto cesárea ou uso inadequado de antibióticos podem interromper essa colonização bacteriana. Com o passar do tempo, a microbiota infantil se desenvolve, mas fatores como uso de antibióticos, predisposição genética, hábitos de vida e alimentação podem atuar desequilibrando essa microbiota (disruptores), o que pode levar a diversos problemas de saúde no futuro, incluindo a obesidade.*

---

* Adaptado de COX, L. M.; BLASER, M. J. Antibiotics in early life and obesity. **Nature Reviews Endocrinology**, Londres, v. 11, p. 182-190, 2015. Disponível em: https://doi.org/10.1038/nrendo.2014.210. Acesso em: 21 jan. 2021.

O LADO BOM DAS BACTÉRIAS

A Dra. Carla Taddei, professora do departamento de Ciências Farmacêuticas da USP, demonstrou em estudo[66] que o alimento materno exclusivo até os primeiros seis meses de vida é responsável pela manutenção de um microbioma intestinal saudável, independentemente de agentes externos. O leito materno é rico em prebióticos (alimentos para as bactérias boas) e simbióticos (alimento em conjunto com as próprias bactérias boas), sendo fundamental para a saúde do bebê.

Contudo, muitas vezes há uma real necessidade do parto por cesárea, procedimento que, em determinada situação, quando recomendado pelo médico, é a melhor opção para a mãe e para o bebê. A cesárea é um processo que salva muitas vidas, e é primordial para algumas mães. E devo dizer que felizmente há solução para que as crianças sejam repovoadas pelas bactérias maternas quando nascem dessa maneira: após o nascimento, pode-se utilizar gazes estéreis que são passadas na região vaginal da mãe e depois são passadas no rosto, na boca e na pele do bebê. Evidentemente não é a mesma experiência que a do parto normal nem tem o mesmo efeito, mas como aproximadamente 30% do nosso perfil intestinal é relacionado ao nosso nascimento, não podemos ignorar esse momento. E se você quiser aprender um pouco mais sobre esse assunto, recomendo que assista ao vídeo *Como nossos micróbios nos tornam quem somos,*[67] do Dr. Rob Knight, da Universidade do Colorado (USA), que é uma das maiores referências mundiais no assunto. Ele nos conta que fez esse procedimento com a própria filha, visto que tiveram que recorrer a uma cesárea de emergência.

66 CARVALHO-RAMOS, I. *et al.* Aleitamento materno aumenta a resiliência da comunidade microbiana. **Jornal de Pediatria**, Rio de Janeiro, v. 94, n. 3, p. 258-267, jun. 2018. Disponível em: https://www.scielo.br/scielo.php?pid=S0021-75572018000300258&script=sci_arttext&tlng=pt. Acesso em: 3 maio 2020.
67 ROB KNIGHT: Como nossos micróbios nos tornam quem somos. 2015. 1 vídeo (18 min). Publicado pelo canal TED. Disponível em: https://www.youtube.com/watch?v=i-icXZ2tMRM&t=716s. Acesso em: 27 mar. 2020.

A SAÚDE NO NASCIMENTO

Agora, caso você tenha nascido de parto normal, mas não tenha sido amamentado, infelizmente não recebeu a dose completa de bactérias de que precisava. Hoje, os estudos[68,69,70] falam especificamente dos primeiros mil dias de vida de uma criança: eles são essenciais para a formação da microbiota, pois sabemos que a do bebê se desenvolve desde o nascimento, quando o parto vaginal permite o contato com as bactérias do canal vaginal da mãe. Mostram também que perturbações na microbiota intestinal de recém-nascidos podem ser críticas, visto que predispõem a doenças na infância e/ou na idade adulta como as alérgicas e metabólicas.

Um grupo de cientistas americanos realizou uma análise[71] que revelou detalhes da construção desse microbioma até o 46º mês da criança (três anos e dez meses). A pesquisa mostra, por exemplo, como a amamentação e o tipo de parto podem influenciar a diversidade das bactérias probióticas que compõem o organismo. O autor do estudo, Joseph Petrosino, diretor de microbiologia e professor na Universidade de Medicina de Baylor (EUA), explica que realiza estudos há mais de doze anos, em mais de trezentos projetos que examinam o seu impacto na saúde e

---

68 ROBERTSON, R. C. et al. The human microbiome and child growth - first 1000 days and beyond. **Trends in Microbiology**, v. 27, n. 2, p. 131-147, fev. 2019. Disponível em: 10.1016/j.tim.2018.09.008. Acesso em: 21 jan. 2021.

69 STINSON, L. F; PAYNE, M. S.; KEELAN, J. A. A critical review of the bacterial baptism hypothesis and the impact of cesarean delivery on the infant microbiome. **Frontiers of Medicine**, v. 5, n. 135, 2018. Disponível em: 10.3389/fmed.2018.00135. Acesso em: 21 jan. 2021.

70 COX, L. M.; BLASER, M. J. Antibiotics in early life and obesity. **Nature Reviews Endocrinology**, Londres, v. 11, p. 182-190, 2015. Disponível em: https://doi.org/10.1038/nrendo.2014.210. Acesso em: 21 jan. 2021.

71 STEWART, C. *et al*. Temporal Development of the Gut Microbiome in Early Childhood From the TEDDY Study. **Nature**, Londres, v. 562, p. 583-588, 25 out. 2018. Disponível em: https://www.ncbi.nlm.nih.gov/pmc/articles/PMC6415775/pdf/41586_2018_Article_617.pdf. Acesso em: 3 maio 2020.

O LADO BOM DAS BACTÉRIAS

em muitas doenças. Ele e sua equipe usaram um repositório de informações médicas construído a partir de exames, coletas de material e entrevistas feitas com mais de 8.600 crianças dos Estados Unidos e da Europa Ocidental e seus pais. Foram analisadas 12.005 amostras de fezes coletadas de 903 bebês entre o 3º e o 46º mês de idade e o estudo revelou associação entre a amamentação e a presença em abundância de duas espécies de bactérias com poderes probióticos: *Bifidobacterium breve* e *Bifidobacterium bifidum*. Outro dado interessante foi a observação de que a dieta precoce afeta o desenvolvimento do microbioma. Ou seja: pais que querem introduzir alimentos para os filhos antes dos seis meses acabam prejudicando as crianças.[72]

A questão é que muitos pais e mães introduzem alimentos antes dos seis meses e não entendem que, para a criança ter um desenvolvimento saudável, ela precisa ter os anticorpos e as bactérias que são transmitidas pela amamentação. Ela prepara o ambiente do intestino para que ele possa receber alimentos externos. Uma criança alimentada precocemente começa a ter mais alergia e infecções recorrentes, afetando mais a microbiota e repetindo esse processo muitas vezes.

Para as mães que não conseguem amamentar, a solução é o banco de leite, uma boa alternativa para obter leite materno. Particularmente, considero leite artificial uma catástrofe para o intestino com todos os seus açúcares e sua constituição artificial. O banco tem um leite preparado que passa por um controle de qualidade, e é gratuito no Brasil. Inclusive, para as mulheres que têm uma boa produção de leite, é possível doar para os bancos de leite de seu bairro. É simples e pode salvar a vida de muitas crianças.

---

72 FURMAN, D. *et al*. Chronic Inflammation in the Etiology of Disease Across the Life Span. **Nature Medicine**, Londres, v. 25, p. 1822-1832, dez. 2019. Disponível em: www.nature.com/articles/s41591-019-0675-0. Acesso em: 30 maio 2020.

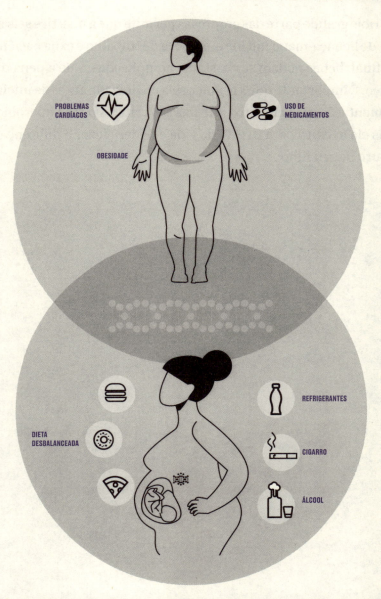

FIGURA 4 – O estilo de vida materno inadequado inlcui dieta rica em alimentos industrializados e/ou fast-food, estresse, uso de medicamentos sem indicação médica, sedentarismo e consumo de álcool e/ou cigarro. Esses fatores, por sua vez, podem influenciar a programação do sistema imunológico do bebê, levando potencialmente a características mais pró-inflamatórias, com consequências na adolescência e na idade adulta.

Hoje grande parte das empresas permite que a mãe tire seis meses de licença-maternidade e, embora dê trabalho e exija paciência – afinal, bebês podem ser bastante complicados, vale a pena o esforço. É importante que a criança seja colonizada antes de iniciar a alimentação. Os primeiros mil dias são críticos para a microbiota, mas ela existirá para o resto da vida e poderá fazer a diferença no futuro de seu filho.

DICAS PARA GESTANTES

1 – Se você está com atraso menstrual, fez um teste de farmácia e deu positivo ou tem certeza de que está grávida pelas mudanças que sente no corpo, vá, mesmo assim, ao seu laboratório de confiança para fazer um exame confirmatório;

2 – Escolha seu ginecologista para fazer o primeiro ultrassom e receber as orientações necessárias;

3 – Faça exames conhecidos como pré-natal. Eles incluem hemograma, exames de urina e fezes, glicemia e testes para verificar os anticorpos que você possui e que irão proteger o bebê no nascimento;

4 – Procure um nutricionista que possa orientar sua alimentação para garantir um aporte adequado de nutrientes a você e ao seu bebê;

5 – Tenha muito cuidado com infecções principalmente no primeiro trimestre gestacional: é a fase mais crítica no desenvolvimento do bebê. Evite ingerir alimentos malcozidos, álcool, cigarro, cafeína (café, chocolate, chá preto, refrigerantes) e lave

A SAÚDE NO NASCIMENTO

bem frutas e verduras. Em caso de qualquer mal-estar, dor e/ou febre, não hesite em contatar seu médico;

6 – Se você tem gato como animal de estimação, não precisa dar para seus pais ou para aquela sua amiga que ama animais. Evite apenas contato com fezes do animal, que, frescas, não transmitem o *Toxoplasma gondii*: o parasita necessita de 48 horas à temperatura ambiente para que possa infectar uma pessoa;

7 – Atualize sua carteira de vacinação. Na gestação são recomendadas as vacinas da gripe, hepatite B e tríplice bacteriana (difteria, tétano e coqueluche). Procure um posto de saúde com seus documentos e carteirinha de vacinação para verificar quais precisará tomar;

8 – Não use nenhum medicamento sem recomendação médica;

9 – Realize exames de urina, no mínimo, a cada trimestre gestacional. As gestantes podem desenvolver um quadro chamado bacteriúria assintomática, em que há grande quantidade de bactérias na urina mesmo sem manifestação de sintomas. Se não tratado adequadamente, pode evoluir para uma infecção renal – o que é bem mais grave – e exigirá internação para antibioticoterapia endovenosa;

10 – No último mês é recomendado fazer um teste para saber se você está colonizada por uma bactéria chamada *Streptococcus agalactiae*, que pode ser transmitida ao bebê durante o parto e causar doenças graves. É um teste simples, com coleta por swab na região vaginal externa e anal. Alguns laboratórios inclusive aceitam a autocoleta. Mas não se preocupe se der positivo: seu médico recomendará um antibiótico endovenoso durante o parto, que impedirá a transmissão da bactéria para o bebê.

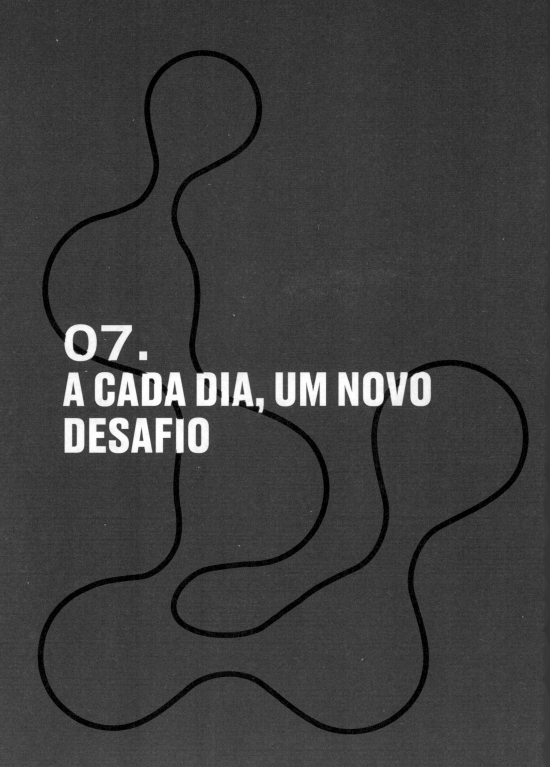

07.
A CADA DIA, UM NOVO DESAFIO

"*Ele chegava correndo todos os dias na escola. Hoje, ele se forma no ensino médio e mais um ciclo se fecha. Uma avalanche de emoções toma conta da mente. Como vai ser agora? Não existe um lugar para ele. Vamos ter que desbravar para conquistar e não saber para onde se vai sempre gera insegurança, mas não existem garantias para quem quer que seja.*"

Eu li essas palavras no começo da manhã de 18 de dezembro de 2019, no Instagram da Juliane, mãe do Victor, meu filho. Era o dia da formatura dele. Meu filho, como contei, foi diagnosticado com autismo ainda criança. E apesar de todas as dificuldades inerentes a o quadro, limitações ainda potencializadas pelo fato de ele não falar absolutamente nada, conseguiu concluir o ensino médio no ensino regular. Sem dúvida, foi uma grande vitória. Uma vitória dele!

Enquanto dirigia até o local onde o veria na cerimônia de formatura, a vida toda passou como um filme na minha cabeça. Hoje o assunto autismo se tornou comum, temos informação disponível em todos os lugares que quisermos. Mas ao olhar para trás, há quinze anos, quando não havia nada sobre o assunto, quando o diagnóstico era sinônimo de preconceito, percebo que hoje podemos contar com tratamentos multidisciplinares e isso nos torna mais fortes. Não sabíamos nada sobre autismo quando tivemos o diagnóstico. Estávamos perplexos demais com o laboratório que tinha diagnosticado X Frágil erroneamente. Perdi muitos quilos em poucas semanas, tinha entrado em estado de luto. Eu tentava entender o que aconteceria com nossas vidas a partir de então. Só sabia que seria complexo aprender com essa situação, quando não se tem um manual de instruções sobre como lidar com tudo que enfrentaríamos a partir de então. Contávamos com alguns poucos filmes, muitos estereótipos, informações escassas, desencontradas e nem sempre de boa qualidade. Mesmo assim, encaramos as dificuldades desde o início, sempre tentando fazer o melhor para ele.

Era uma criança com necessidades que precisávamos decifrar e até hoje – aos 18 anos – temos a questão da fala, que ainda é um desafio para ele. Imagine que, além de tudo que ocorreu no início, precisávamos aprender a nos comunicar com nosso filho. Desde a roupa de cama adequada até o sapato, tudo passava por um processo sutil. Ele é muito sensorial, percebia até a cor pelo tato e precisávamos entender como tudo o afetava. Tínhamos quebrado padrões e precisávamos entender como seria a nossa vida e a dele. O banho foi uma das primeiras coisas que entendemos que seria diferente. Era preciso um banho de banheira em vez de um banho de chuveiro, porque a sensação da água escorrendo pelo corpo não lhe agradava, e precisávamos entender como amenizar o que para ele era um intenso sofrimento.

Muitas vezes ele tirava todas as roupas do armário. Era uma espécie de passatempo que não conseguíamos entender. Conforme ele foi crescendo, a mãe diariamente guardava todas as roupas que ele ia retirando. Certa vez, uma prima dela, que era lojista, foi visitá-la justamente no momento em que ele fazia aquilo e, para surpresa de todos, se encarregou de arrumar o armário. Como estava habituada às lojas, arrumou de uma maneira diferente: por cores, organizando até os cabides. Pronto. Daquele dia em diante, o Victor nunca mais tirou as roupas do armário como fazia havia tempos. Hoje, seu armário é intocável e ele chega a combinar até a cor da cueca com a blusa.

Um dos maiores desafios é a rotina com uma criança autista. Como requer cuidados especiais, sempre é muito desafiadora. A mãe precisou abrir mão do trabalho para conseguir ficar com ele, e como eu viajava muito para dar aulas e ele mora com ela, comecei

A CADA DIA, UM NOVO DESAFIO

a acompanhar toda a situação de longe, tentando ser presente, mas sabendo o quanto era difícil para ela lidar com uma situação que para mim era muito diferente. Imagino que você possa me julgar, mas vou usar de toda sinceridade que um pai pode ter: não é fácil lidar com uma situação na qual você não sabe como melhorar a vida do seu filho, e o meu maior desafio era justamente entender de que forma eu poderia ajudar em seu bem-estar. Se hoje você está lendo este livro é por causa do Victor. Não tenho a menor dúvida em dizer isso, pois ele foi um ponto de transição nas nossas vidas. Eu e a Juliane, cada um à sua maneira, entendemos a nossa missão a partir do nascimento dele, que mudou a perspectiva sobre tudo.

Muitas vezes eu não soube o que nem como fazer. Já vivi episódios em que ele surtou e eu não sabia como agir. E ao mesmo tempo que isso me apavorava, me fazia pensar em como ajudá-lo da melhor forma possível. Pensava que, assim como eu, outros pais poderiam sofrer com essa insegurança. Quando continha seus acessos de fúria, não sabia se estava acalmando ou agredindo. Sempre soube que o autista funciona com gatilhos, mas não sabia identificá-los e passei a estudar para entender como eu poderia contribuir com alguma informação para que pudesse beneficiá-lo.

E sempre foi assim. Cada dia, um novo desafio.

NO PROBLEMA, A SOLUÇÃO

Há alguns anos, conheci o senhor Werner, que aos 62 anos iniciou uma graduação em Biomedicina e foi meu aluno. Ele é um grande empresário muito bem-sucedido, tem uma das maiores empresas de sistemas de informática da região, e sempre teve uma vida normal, conquistou todo o sucesso profissional à custa de muita dedicação e capacidade. Porém, acabou se interessando pela área biomédica por um motivo especial: em 2012, ele foi diagnosticado com síndrome de Asperger, um estado do Transtorno do Espectro Autista.

O curioso foi que ele descobriu sozinho seu diagnóstico, já adulto. Ele conta que, durante seus primeiros dez anos de vida, teve muito contato com chumbo, mercúrio e formicidas, pois sua mãe trabalhava numa retífica de motores. Ele foi uma criança que teve pneumonia e outras infecções de repetição, tendo utilizado muitos antibióticos quando pequeno. Era uma criança antissocial, com excelentes notas, mas nunca teve qualquer diagnóstico relacionado ao autismo. Cresceu, trabalhou, casou-se, mas a sua esposa, em certo momento, começou a perceber determinadas características e se perguntar: "O que acontece com ele? Às vezes é criança, às vezes não, não dá para encostar nele".

O filho comparou o seu comportamento ao de um personagem de uma série de TV que representava uma pessoa com síndrome de Asperger. Com essa informação em mãos, o senhor Werner notou que realmente seus sintomas eram semelhantes, porém procurou um diagnóstico, consultou-se com muitos profissionais, mas ninguém encontrava uma resposta com a qual ele se identificasse. Autodidata, leu muitos livros e só se convenceu do diagnóstico quando foi a um congresso de autismo em São Paulo. Ele tinha alergia severa a vários alimentos, então começou a se interessar por análises genéticas e percebeu que, dos vários biomarcadores que autistas tinham, ele não tinha nenhum. Começou a notar que quando jovem, consumia achocolatado e cachorro-quente, mas passava o dia todo isolado, sem energia, quase como um zumbi (ele mesmo descreveu assim). Era afetado pelos alimentos, e por isso modificou sua alimentação completamente.

Hoje, ele sabe que na verdade o seu comportamento é resultante de uma síndrome multifatorial e caótica dos sistemas digestivo,

A CADA DIA, UM NOVO DESAFIO

imunológico e nervoso, talvez desenvolvida por uma intoxicação por metais pesados, assim como alergias e inflamações que o acompanharam desde o nascimento até a fase adulta. O tratamento que o senhor Werner realiza é considerado alternativo, porque ele analisa e controla as substâncias presentes em seu organismo por meio de dietas, complementos vitamínicos e alimentação regrada, não consumindo glúten, lactose, soja, açúcar e outros. Ele toma prebióticos e probióticos, pois detectou que é preciso alimentar as bactérias do intestino e cultivar bactérias boas, e sabe que esse é só um exemplo de como as nossas bactérias influenciam em nosso humor, por isso monitora regularmente sua microbiota intestinal por meio de exames de sequenciamento genético. Em um áudio, ele declarou:

"Não tenho mais repulsa ao toque, o sistema imunológico melhorou, não tenho gripe, não tenho inflamações, aceito muito bem mudanças na rotina, sou mais sociável, tenho menos ansiedade e mais empatia". Essa é a trajetória terapêutica de um Asperger diagnosticado aos 55 anos. Uma verdadeira quebra de padrão. E existe uma grande quantidade de pessoas com Asperger não diagnosticadas e não devidamente tratados que podem ser beneficiadas pela história de Werner.

Não é só a criança até os 7 anos que pode melhorar seu cérebro e seu funcionamento. Um adulto também pode. Pessoas que dizem que "já são assim", na verdade, *estão* assim, mas podem *estar* diferentes. Werner ressalta que o importante é buscar a causa na medicina funcional e integrativa para ter uma mudança como consequência, e a história dele é um exemplo claro e útil de que há uma possibilidade de melhora do cérebro independentemente da idade do paciente: "Quando você melhora a alimentação, melhora até coisas que não estava tratando" – como os processos inflamatórios sistêmicos.

Todos os dias podemos descobrir informações que antes não sabíamos. Pode ser acerca de diagnósticos, mas também de soluções antes não divulgadas. Se hoje você está lendo este livro, saiba que as abordagens serão cada vez mais complementares e a cada dia o paciente se tornará mais responsável pela própria condição.

> **Se isso é bom ou ruim, tudo depende do quanto você vai querer se responsabilizar pela sua saúde ou pela ausência dela.**

Felizmente, em 2019 o senhor Werner conquistou o diploma de ensino superior, formando-se em Biomedicina na Faculdade Metropolitana de Blumenau. É mais um exemplo de dedicação e capacidade dessas pessoas que, apesar de um diagnóstico que gera incompreensão e preconceito, estão plenamente aptas a ter uma vida normal.

UMA NOVA ESPERANÇA

Hoje é lícito afirmar que temos padrões intestinais bem estabelecidos em autistas. O desequilíbrio da microbiota intestinal é um achado rotineiro.

Falamos muito aqui sobre estar bem, sobre depressão, bom humor, sensação de felicidade, então imagine quando se altera toda essa química em um ser que já está com alguns desequilíbrios. Alimentação, sono, estresse, ansiedade, barulho, mudança na rotina, ambientes diferentes, convívio com pessoas estranhas. Todas essas situações podem mexer, em maior ou menor grau, com a nossa tranquilidade. Eu costumo dizer que, para entender como situações corriqueiras que nos incomodam afetam o autista, você deve pegar

A CADA DIA, UM NOVO DESAFIO

o transtorno gerado em alguém dito normal e multiplicar por mil. São gatilhos que acabam gerando crises, pois são agressões para ele.

O diagnóstico é subjetivo e antigamente não era feito corretamente em muitas crianças, pois não se conhecia esse transtorno. Hoje podemos contar com profissionais especializados, como o Dr. Clay Brites, neurologista pediátrico, que esclarece que existem crianças difíceis de serem diagnosticadas por apresentarem um "autismo leve",[73] que, como o próprio nome diz, é leve, e os sintomas são muito diferentes de um padrão de comportamento que pode ser da personalidade daquela pessoa. Não há um padrão preestabelecido.

O Dr. Brites explica que é muito importante analisar duas coisas: 1) o quanto os sintomas atrapalham a vida da pessoa, o quanto fazem com que ela perca oportunidades de interação social; 2) o que os sintomas acabam gerando na subjetividade da pessoa, como baixa autoestima, insegurança excessiva, crises de medo e fobia. É importante definir como isso impacta em termos de a pessoa não conseguir posições e avanços na vida escolar e profissional.

Ele ainda explica que um autismo leve, quando afeta uma pessoa de nível intelectual superior ou na média, fica ainda mais difícil de se descobrir, já que o fato de ela ter um bom nível intelectual a faz conseguir superar os sintomas autistas. Porém, quando existe outro transtorno psiquiátrico associado, o diagnóstico fica mais simples e precoce de se identificar.

Assim, em todas as situações, o profissional que vai avaliar alguém com autismo leve deve ter experiência e anos de condução de acompanhamento no consultório e sempre é importante ter apoio de profissionais médicos de outras especialidades, como

---

73 Em entrevista concedida por telefone.

fonoaudiólogos, nutricionistas e terapeutas ocupacionais. Há necessidade de outras abordagens profissionais que avaliem essas crianças com descrições mais detalhadas, ou seja, o diagnóstico sempre deve ser multidisciplinar.

Com o Dr. Brites aprendi que existem dois grandes grupos de escalas que são utilizados para, em conjunto com a observação crítica e comportamental, ajudar a fazer um diagnóstico bem-feito: as escalas de triagem e as escalas de diagnóstico. As escalas de triagem são instrumentos capazes de auxiliar na detecção de comportamentos atípicos, colaborando no diagnóstico e na percepção de outros sintomas gerais que fazem parte do bojo dessas escalas.[74] São sintomas fáceis de serem vistos por profissionais não especializados e ajudam, dentro de uma população geral, a identificar indivíduos de probabilidade para o autismo. Já as escalas diagnósticas são utilizadas naquele indivíduo em que as suspeitas já foram levantadas, ou seja, no qual uma escala de triagem já demonstrou que há possibilidade de autismo.

Um neurologista pediátrico é capaz de explicar como as escalas diagnósticas são estruturadas do ponto de vista estatístico, e como são escalas mais completas e mais complexas aplicadas por profissionais capacitados. "É possível, dessa forma, saber quais as habilidades que esse indivíduo mais tem. Em que áreas ele está prejudicado, em que áreas é preciso intervir mais e em que áreas existem dificuldades. Em quais os eixos de comportamento, de cognição, de funcionalidade esse indivíduo tem mais prejuízo", relata o Dr. Brites em uma entrevista à qual obtive acesso.

---

74 Escalas e processos de avaliação no Autismo. **Instituto NeuroSaber**, 23 out. 2018. Disponível em: https://institutoneurosaber.com.br/escalas-e-processos--de-avaliacao-no-autismo/. Acesso em: 2 nov. 2020.

A CADA DIA, UM NOVO DESAFIO

Então, tenha em mente que sempre podemos auxiliar a criança ou o adolescente a ter uma qualidade de vida melhor. E, em especial, segundo vários estudos, quando essa criança consegue melhorar a condição intestinal, consequentemente diminui a inflamação geral (que não produz sintomas diretos) e passa a ter uma melhor qualidade de vida.

No início do livro, contei que comecei a estudar o papel benéfico das bactérias por causa do diagnóstico do meu filho. Infelizmente há quinze anos a quantidade e qualidade de informações disponíveis era escassa. A ciência evoluiu muito nos últimos anos nesse assunto. Hoje é lícito afirmar que temos padrões intestinais bem estabelecidos em autistas. O desequilíbrio da microbiota intestinal é um achado rotineiro. Porém, o que mais me motivou a estudar esse assunto são as evidências científicas demonstrando como podemos melhorar a qualidade de vida, diminuindo as manifestações clínicas, quando conseguimos modificar a alimentação e corrigir a disbiose.

Alguns estudos demonstram que a intervenção externa, como no uso de probióticos, tem auxiliado na terapêutica de autistas. Até o transplante de fezes tem sido utilizado em alguns países. Porém, ainda estão em fase inicial e necessitam de mais tempo (e maiores investimentos) para serem comprovados cientificamente a ponto de serem utilizados como uma ferramenta rotineira em medicina.

Eu particularmente acredito que é apenas questão de tempo até que possamos ter essa comprovação. Minha experiência com meu filho e o próprio relato do senhor Werner são exemplos disso. Hoje o Victor tem acompanhamento periódico com nutricionista e mapeia a sua microbiota intestinal anualmente. É fácil? Não. Tem fórmula mágica? Não. No entanto, sigo estudando para ver como posso contribuir da melhor maneira possível para o bem-estar dele.

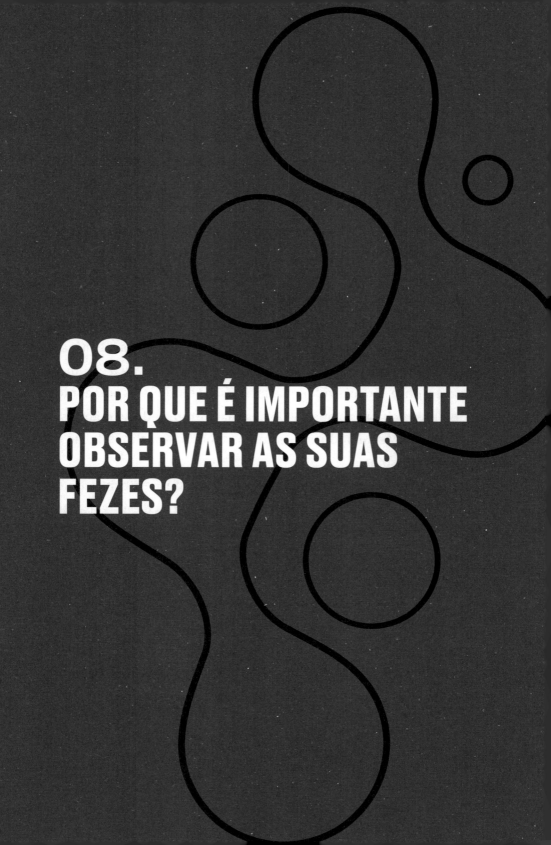

08.
POR QUE É IMPORTANTE OBSERVAR AS SUAS FEZES?

Pode parecer nojento, estranho ou, quem sabe, normal, mas quem convive comigo sabe que (e agora, quem não convive também saberá), sempre que evacuo, observo como estão minhas fezes, e aposto que depois de ler este capítulo, você vai adquirir esse novo hábito. Antes de me considerar maluco, quero que entenda uma coisa: a maneira mais simples e rápida de observar como está sua saúde é pelas suas fezes.

Quem não evacua já tem o diagnóstico de que algo está errado. Quem evacua demais, pode observar consistência, cor e aspecto. Quem tem filhos, pode saber pelo cocô se há algo que precisa ser observado e notificado ao pediatra. A verdade é que observar a característica das suas fezes pode ajudar você a detectar a sua disbiose. Você pode encontrar sinais importantes durante essa observação rotineira.

Mas, afinal, o que são as fezes? Nada mais do que restos sólidos de alimentos que não foram digeridos ou absorvidos pelo nosso intestino delgado. Contêm água, células mortas, bactérias, proteínas e açúcares, ou seja, tudo o que deve ser eliminado do corpo. Pode-se identificar o tipo do formato por meio da Escala de Bristol de Fezes, desenvolvida por pesquisadores do Bristol Royal Infirmary, na Inglaterra, sendo que são considerados, em geral, os tipos 3 e 4 como ótimos ou ideais, desde que haja também facilidade para sua eliminação.

Hoje, a Escala de Bristol é amplamente difundida para que toda pessoa possa observar como estão suas fezes. Assim, você pode observar formato, característica e consistência e verificar como está a sua saúde intestinal.

Os formatos das fezes são classificados em sete tipos, são eles:

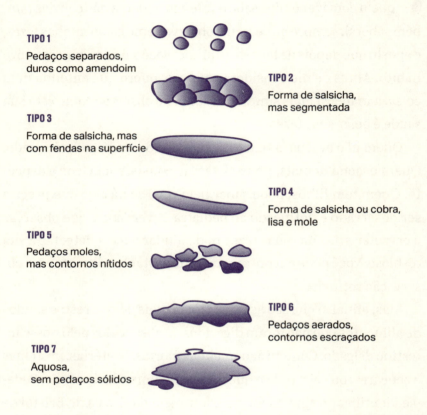

TIPO 1
Pedaços separados, duros como amendoim

TIPO 2
Forma de salsicha, mas segmentada

TIPO 3
Forma de salsicha, mas com fendas na superfície

TIPO 4
Forma de salsicha ou cobra, lisa e mole

TIPO 5
Pedaços moles, mas contornos nítidos

TIPO 6
Pedaços aerados, contornos escraçados

TIPO 7
Aquosa, sem pedaços sólidos

Tenho certeza de que, mesmo sem observar atentamente suas fezes, você consegue identificar em qual dos tipos se encaixa. As pessoas cujas fezes são do tipo 1 e 2 são consideradas constipadas; os tipos 3 e 4 são considerados normais; no tipo 5 há urgência evacuatória; os tipos 6 e 7 são avaliados como diarreicos.

Alterações nas fezes podem corresponder a doenças de maior gravidade. Porém, na maioria das vezes ocorrem por causa de distúrbios funcionais intestinais relacionados à microbiota, ao sistema nervoso, aos comportamentos e aos hábitos de vida. Os fatores que podem contribuir para a alteração nas fezes são inúmeros: alimentação,

POR QUE É IMPORTANTE OBSERVAR AS SUAS FEZES?

ansiedade, infecção, intolerância, estresse, hidratação, depressão, atividades físicas, uso de medicamentos... É importante sempre estar atento a sinais de alerta como histórico familiar de câncer colorretal (intestino), sangramento intestinal, perda de peso, mudanças progressivas no formato das fezes, aumento ou diminuição da frequência das evacuações e dor retal persistente e progressiva. Algumas características importantes são descritas a seguir.

O que faz as fezes ficarem marrons é o composto produzido no fígado e eliminado com a bile pela vesícula biliar. Esse composto é degradado pelas bactérias intestinais e compõe um complexo marrom. Se ocorre algum problema com essa excreção biliar, as fezes ficam claras, e isso pode acontecer por dois motivos: algum problema hepático ou alguma obstrução biliar (pedra na vesícula).

As fezes esverdeadas podem indicar aumento da motilidade intestinal, ou seja, o intestino está funcionando muito rápido. Algumas situações emocionais e o consumo aumentado de vegetais também pode levar a isso. Fezes bem escuras (pretas) podem ser sinal de algum sangramento intestinal ou gástrico, assim como naquelas pessoas que usam ferro como suplemento, comum no tratamento de anemias.

Fezes amarelas podem demonstrar que você não está digerindo bem as gorduras, isso quando há algum problema no fígado, mas podem indicar apenas que você comeu grande quantidade de batata-doce, cenoura ou qualquer alimento com pigmentação amarela. Doenças que diminuem a capacidade absortiva, como doença celíaca, e infecções intestinais podem levar a esse quadro.

Fezes vermelhas estão associadas a uma dieta rica em alimentos com essa pigmentação (beterraba, sucos de tomate e melancia), mas em casos patológicos pode significar sangramento nas regiões finais do intestino, principalmente em hemorroidas. Fezes claras (de cor cinza ou brancas), chamadas de cocô de gato, mostram que há algum problema na liberação da bile para o intestino. Pode ser um problema hepático, uma pedra na vesícula ou até problema no pâncreas.

Observe também se as fezes não afundam, pois pode significar aumento de gorduras na dieta ou consumo excessivo de bebidas com gás. Fique atento porque o fígado produz substâncias para que possamos absorver gordura e, se suas fezes ficam gordurosas, elas boiam.

É importante lembrar que deve existir uma constância no padrão das fezes. Nada de se apavorar caso ocorra alguma eventual irregularidade uma única vez; uma característica incomum, isolada, é normal. Essas observações são importantes para avaliação rotineira, mas são sinais grosseiros, por isso procure ajuda médica para uma investigação mais criteriosa apenas se houver alteração contínua. A simples observação das fezes pode garantir que você tenha uma manutenção da saúde antes mesmo de detectar uma doença.

TRANSPLANTE DE FEZES: AFINAL, O QUE É ISSO?

A transferência de fezes de uma pessoa para outra é muito antiga, com origem na Medicina tradicional chinesa.

Foi realizado pela primeira vez no século IV, na China, por Ge Hong, e um médico administrava a suspensão fecal humana por via oral em casos de intoxicação alimentar ou diarreia grave. Na dinastia Ming do século XVI, Li Shizhen usava fezes frescas para o tratamento de várias condições gastrointestinais, como diarreia, vômito e constipação. O primeiro registro oficial na medicina moderna foi em 1958, usada para tratamento de colite intestinal. Em

POR QUE É IMPORTANTE OBSERVAR AS SUAS FEZES?

1983 foi realizada pela primeira vez para tratamento de infecção intestinal pelo *Clostridioides difficile*.[75]

Podemos utilizar essa ferramenta para produzir resultados instantâneos, saindo de uma situação desfavorável para uma melhora. Atingindo essa melhora, podemos iniciar uma nova realidade, com mudança de hábitos em pessoas com condições clínicas específicas. Como exemplo, podemos citar as pessoas que utilizaram antibióticos há bastante tempo e estão com infecção intestinal, autistas ou pessoas com depressão grave, assim como adjuvante no tratamento da obesidade.

> Não tente fazer isso em casa. Esse procedimento deve ser realizado sob orientação médica e com indicações clínicas precisas. Atualmente (janeiro de 2021), o Ministério da Saúde indica apenas em pacientes com infecções intestinais causadas pelo *Clostridioides difficile*.

Nesse transplante, as fezes de uma pessoa saudável são doadas, promovendo uma transferência de bactérias intestinais de uma pessoa a outra. É claro que esse procedimento necessita de uma indicação clínica e, apesar de ser simples, só pode ser realizado com supervisão médica direta. Contudo, os resultados obtidos são encorajadores, alicerçados pelas melhores evidências científicas.

---

75 De GROOT, P. *et al.* Fecal Microbiota Transplantation in Metabolic Syndrome: History, Present and Future. **Gut Microbes**, Londres, v. 8, n. 3, p. 253-267, 2017. Disponível em: https://www.ncbi.nlm.nih.gov/pmc/articles/PMC5479392/. Acesso em: 1 maio 2020.

O LADO BOM DAS BACTÉRIAS

Ao longo do livro, você percebeu a importância que uma microbiota saudável pode ter em todas as áreas da sua vida. Você pode ser mais feliz, menos ansioso, menos irritado, menos deprimido, e isso está sob seu controle. Depois de mais de vinte anos estudando bactérias, microbiota e tudo que envolve esse universo de bem-estar, estive em inúmeros congressos, cursos e palestras, principalmente porque sempre busquei novas informações para auxiliar na qualidade de vida do meu filho e, em uma dessas andanças, conheci o neurologista Dr. Pedro Schestatsky, e logo a afinidade entre nós foi enorme ao percebermos que estávamos falando de coisas parecidas, mas com abordagens diferentes.

Como neurologista, ele lidava com casos em que acreditava que seria difícil prescrever terapias alternativas para pacientes, sobretudo em um momento em que a sociedade está tomada por *fake news*. E foi então que passou a utilizar o intestino como uma ferramenta de intervenção, não apenas para problemas neurológicos como para qualquer problema que envolvesse inflamação.

O Dr. Schestatsky foi enfático em dizer aos pacientes que a microbiota blinda nosso intestino, e que muitas pessoas com intestino permeável acabam vulneráveis aos pequenos abusos e percalços do dia a dia. Em 2018, ele decidiu fazer o transplante de fezes e, de todas as pessoas que conheço que já passaram pelo procedimento, achei interessante trazer o caso dele justamente por ser um profissional de medicina especializado em Neurologia.

Nascido de cesárea, o Dr. Schestatsky recebeu muitos antibióticos durante a infância por causa de otites e, ao longo da vida adulta, ingeriu altas doses de Omeprazol para amenizar o refluxo e, dessa maneira, praticamente aniquilou o seu microbioma.

POR QUE É IMPORTANTE OBSERVAR AS SUAS FEZES?

Ele fez diversas tentativas de redução de inflamação para atenuar sintomas como insônia, TDAH (Transtorno do Déficit de Atenção e Hiperatividade), intestino irritável e intolerância/resistência insulínica. Também não possuía diabetes, mas apresentava glicose alta em jejum a despeito dos esforços alimentares e da prática regular de atividade física.

"Por mais que tentasse mudar o estilo de vida, inclusive com o uso de probióticos e alimentos nessa linha prebiótica, eu não conseguia reverter esses sintomas", conta.

Foi então que decidiu, ao lado de um colega gastroenterologista, fazer o transplante de fezes. Arquitetaram o procedimento, mas uma série de decisões precisava ser tomada, sendo a primeira delas a escolha de um doador saudável. As fezes, num procedimento como esse, precisam vir de uma pessoa com perfil bacteriano específico. Nesses casos, analisa-se desde o tipo de nascimento até o estilo de vida que a pessoa levou desde sua primeira infância, como também o que ingeriu, as doenças que teve, além de todos os exames de saúde.

O melhor doador, em teoria, seria um familiar, pois são pessoas que conhecemos, de quem sabemos a história de vida, mas não havia nenhum doador em sua família com microbioma saudável. Assim, ele optou por um doador vegano. Fez diversos exames para detectar hepatites, HIV, rotavírus, giardia e outras parasitoses, medida que é importante para evitar surpresas desagradáveis depois do transplante.

Então, após tudo ter sido averiguado com os devidos cuidados, o procedimento foi agendado. É bastante parecido com uma colonoscopia. Há necessidade de suspender a alimentação algumas horas antes do procedimento e fazer uma limpeza intestinal com uso de laxante. Através de uma sonda de colonoscopia, as fezes são borrifadas em várias regiões do intestino, a fim de garantir a adesão das bactérias no intestino.

O LADO BOM DAS BACTÉRIAS

Para preparo do material a ser transplantado, as fezes do doador foram colocadas num *mixer* e diluídas até terem a consistência de um soro e, por meio da colonoscopia, foram borrifadas no intestino grosso e delgado do Dr. Schestatsky durante trinta minutos. Preparadas por um microbiologista, as fezes são inseridas por uma seringa. E os resultados foram surpreendentes.

"Foi uma inversão inacreditável do meu microbioma, que está menos inflamatório. Meu sono melhorou horrores, minha glicose voltou ao normal, minha mente ficou mais focada e passei a ter mais facilidade de concentração. Tudo mudou drasticamente. Depois disso, eu vou ao banheiro uma vez ao dia e é mais que suficiente."

Ele me contou algo que ficou em minha memória: "Intestino não é como Las Vegas, onde o que acontece em Vegas fica em Vegas. O que acontece no intestino fica no corpo inteiro". Sentindo-se melhor após o transplante, ele se adaptou a uma dieta prebiótica que consiste em alimentar-se de saladas e combinar diferentes cores e texturas e no consumo de vegetais que jamais tinha experimentado. Isso o fez manter os sintomas compensados e seu microbioma passou a ter o padrão parecido com o do doador.

"Foi uma experiência transformadora que me fez acreditar no poder do microbioma de uma maneira geral", ele explica.

Tenho certeza de que você já teve algum problema ao rodar algum programa no seu computador. Tentava utilizá-lo e por algum motivo qualquer, sem causa aparente, acontecia um erro. Então pediu ajuda e o especialista em informática disse que deveria ser um *bug* e solicitou que você reiniciasse o sistema e, logo depois, tudo estava de volta ao normal. O transplante de fezes também é assim. Você tem um problema e quando faz o transplante, está reiniciando sua máquina. Ao fazer isso com o seu sistema operacional, que

144

POR QUE É IMPORTANTE OBSERVAR AS SUAS FEZES?

seriam as bactérias intestinais, você tem a oportunidade de rever e mudar seus hábitos cotidianos. É uma excelente maneira de iniciar uma vida saudável.

Para você ter uma ideia, fiz uma pesquisa no dia 21 de janeiro de 2021 no Clinical Trials,[76] que é um site no qual todas as pesquisas clínicas ao redor do mundo precisam ser registradas. Com o termo *fecal microbial transplant"*, foram encontrados 308 estudos em andamento, com 41 indicações clínicas diferentes, que vão desde constipação, obesidade, cirrose, diabetes, autismo, depressão, até doenças neurodegenerativas como Parkinson e Alzheimer, e câncer. Certamente nos próximos anos falaremos com mais frequência desse procedimento para tratamento de várias doenças.

Não preciso dizer que sou um entusiasta do transplante de fezes. Acredito que é uma maneira simples, rápida, barata e, desde que regulamentada, sem efeitos adversos. Esse procedimento hoje é autorizado pela Anvisa apenas em casos graves de infecção intestinal causada por uma bactéria chamada *Clostridioides difficile*, porque necessita que sejam obedecidos critérios rigorosos para seleção de doadores, assim como acontece para quem deseja doar sangue. Nesse procedimento hoje tão largamente divulgado, o doador precisa responder a um longo questionário e, caso seja aprovado, passa por rigorosos exames de sangue. Assim, por que não podemos ter um protocolo semelhante para o transplante de fezes? Certamente temos muito a ganhar com isso.

Em alguns países já é possível fazer transplante de microbiota para determinadas patologias. Nos Estados Unidos, por exemplo,

---

76 CLINICALTRIALS.GOV. Disponível em: https://www.clinicaltrials.gov/. Acesso em: 2. nov. 2020.

existem alguns consórcios trabalhando com bancos de fezes. A pessoa precisa ter uma vida regrada, alimentação saudável, praticar exercícios periodicamente, dormir bem e não sofrer com aquela cobrança constante pelo cumprimento de metas. Tudo o que precisa fazer é coletar diariamente suas fezes e levar para doação. A premissa do transplante de fezes é retirar todas aquelas bactérias prejudiciais e fazer uma nova colonização com a microbiota boa.

Infelizmente, sempre há aqueles que utilizam de boas notícias para ganhar dinheiro. Assim, muitos charlatões, sabendo que o assunto microbiota está em voga, começaram a oferecer na internet a "microbiota do magro", um produto de bactérias com probióticos que promete o emagrecimento, e isso é perigoso, porque eles vendem algo que não vai acontecer. Não adianta pegar a microbiota do magro achando que você vai emagrecer a partir disso. Como já comentei, precisamos lembrar que nossa microbiota intestinal é um grande ecossistema, não existe algo que podemos tomar para, como em um passe de mágica, nos deixar magros. Além do mais, precisamos focar em nossa saúde antes de focar na estética.

Já existe o termo "as fezes de ouro", que são fezes de pessoas que praticam exercícios e colonizam seu intestino com tudo que há de melhor, mas de nada adianta se não mudarmos o nosso comportamento. Costumo dizer que as pessoas são escravas da sua química: elas querem mudar o estilo de vida, mas não mudam. É preciso força de vontade, consciência, consistência e entender que o transplante é só um estímulo. Terá um efeito que não é eterno, mas sem dúvida é um grande passo inicial para uma vida nova, mais saudável.

POR QUE É IMPORTANTE OBSERVAR AS SUAS FEZES?

Enquanto isso, nossos esforços estão focados em modificar naturalmente nossa própria microbiota. Quem sabe um dia nos tornamos doadores?

Conforme conversamos neste capítulo, observar nossas fezes pode ser muito útil para prever algumas disfunções da nossa saúde. Preparamos este box para que possamos lhe ajudar nessa avaliação. Podem ser as suas ou as dos seus filhos:

1 – Quantas vezes, em média, vai ao banheiro por semana?

_____

2 – É comum ficar dois ou mais dias sem evacuar?

SIM ☐   NÃO ☐

3 – As fezes são líquidas ou pastosas?

_____

4 – As fezes costumam boiar?

SIM ☐   NÃO ☐

5 – Tem notado que suas fezes apresentam cores mais claras?

SIM ☐   NÃO ☐

6 – Verificou presença de sangue (cor vermelha) nas fezes?

SIM ☐   NÃO ☐

7 – Costuma ter dor ao defecar?

SIM ☐   NÃO ☐

8 – Já sentiu uma "ardência" ao defecar?

SIM ☐   NÃO ☐

9 – Já verificou a presença de larvas "nadando" no cocô?

SIM ☐   NÃO ☐

10 – Já verificou a presença de pus?

SIM ☐   NÃO ☐

11 – Costuma ter fezes finas e longas?

SIM ☐   NÃO ☐

CONFIRA OS RESULTADOS

1 – O ideal é que você vá, pelo menos, uma vez a cada dois dias;

2 – Idem. O ideal é que você não ultrapasse dois dias sem evacuar;

3 – As fezes devem estar em forma de bananinhas maduras, lisas e sem ressecamento. Fezes muito duras ou pastosas (quando ocorrem rotineiramente) podem indicar que algo está errado;

4 – As fezes devem sempre afundar no vaso;

5 – A cor normal das fezes deve ser marrom escuro. Fezes claras, amarelas, verdes ou pretas podem ser sinal de algum problema digestivo e/ou distúrbio alimentar;

POR QUE É IMPORTANTE OBSERVAR AS SUAS FEZES?

6 – As fezes não devem conter sangue (o que difere de resíduo de sangue menstrual ou de hemorroidas);

7 – Dor ao defecar pode indicar problemas, como fezes endurecidas (constipação) ou lesões anais (hemorroidas, fissuras);

8 – Ardência ao defecar pode ocorrer devido à acidificação das fezes, casos de intolerância à lactose, infecção por rotavírus, ingestão de alimentos muito condimentados ou infecção por parasita;

9 – Larvas "nadando" nas fezes indicam parasitose intestinal;

10 – Pus (leucócitos) nas fezes indica processo inflamatório, que pode ser devido a infecção, doença inflamatória intestinal, parasitose ou alergia alimentar;

11 – O formato das fezes pode indicar estreitamento ou mal funcionamento da região final do intestino.

Cabe salientar que essa observação diária é muito importante, mas são achados grosseiros (quando aparecem de forma contínua podem indicar doença em curso). Se você respondeu SIM para qualquer uma dessas questões, por favor procure um médico para uma avaliação mais criteriosa.

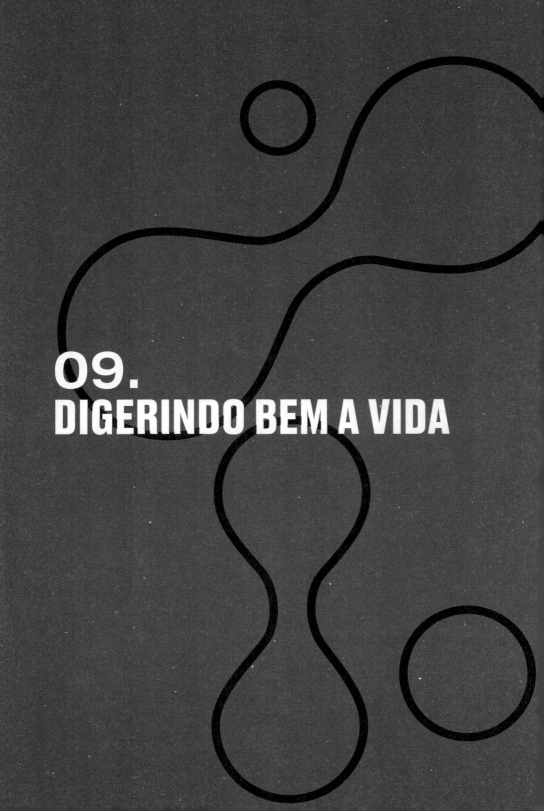

09.
DIGERINDO BEM A VIDA

SEM AÇÚCAR A VIDA É MAIS DOCE

Com certeza você já percebeu que por meio do ajuste ou manutenção do equilíbrio da microbiota intestinal podemos estabelecer condições indispensáveis para adequação do nosso sistema nervoso, endócrino, imune, digestivo e metabólico. Esse ajuste pode ser facilmente obtido utilizando alguns alimentos naturais, que são de fácil aquisição e preparação.

Porém, desde pequenos somos condicionados a ter a sobremesa como recompensa se rasparmos o prato. Quando adultos, comemos a barra de chocolate "porque merecemos" depois de um dia de trabalho difícil e nos damos de presente um pedaço de bolo no dia que precisamos deixar mais doce. Infelizmente, o açúcar está associado ao nosso prazer e desde a infância é usado como sistema de recompensa. Contudo, se não quebrarmos esse ciclo com as nossas crianças e com nós mesmos, teremos um futuro de pessoas doentes e obesas.

Ninguém percebe o quanto consumir açúcar com regularidade destrói o sistema nervoso.[77] O açúcar é mais viciante do que a cocaína:[78] memorize isso. O interessante é que algumas coisas podem ser desmistificadas desde já: a gordura, por exemplo, não é ruim. Sempre fomos levados a acreditar que o colesterol alto estava associado à ingestão de gordura, mas a nossa dieta deve ser rica em gordura e proteína, e pobre em carboidratos. É claro que isso se refere à gordura boa, chamada de insaturada, e não aos óleos vegetais que usamos para cozinhar, que têm compostos que podem se tornar cancerígenos quando aquecidos.[79] Os conceitos errôneos são bastante disseminados pela indústria farmacêutica, que tem um interesse gigantesco em associar colesterol alto com gordura.

---

77 PERLMUTTER, D.; LOBERG, K. **Amigos da mente**: os nutrientes e bactérias que vão curar e proteger seu cérebro. São Paulo: Paralela, 2015.

78 TAUBES, G. **Açúcar**: culpado ou inocente? Porto Alegre: L&PM, 2018.

79 WANG, H. *et al*. Acrolein induces mtDNA damages, mitochondrial fission and mitophagy in human lung cells. **Oncotarget**, v. 8, p. 70406-70421, 2017. Disponível em: https://www.oncotarget.com/article/19710/text/. Acesso em: 29 jan. 2021.

Hoje, existe uma palavra que está na moda que é a "diabesidade", relacionando de forma intrínseca diabetes e obesidade. Porém, o que é necessário para que exista um quadro de diabesidade? Evidentemente, quanto mais açúcar você consome, mais tem vontade de comer, e temos alguns acontecimentos que estão todos associados: a ingestão de açúcares, a disbiose, o aumento da permeabilidade intestinal, a inflamação de baixo grau e o aumento à resistência periférica à insulina. E isso acontece porque quanto mais você come, mais o seu pâncreas precisa produzir insulina. É a insulina que permite que a glicose entre para o interior das células, porque não adianta ter a glicose se ela não entra na célula.

Quanto mais você secreta insulina por comer muito açúcar, mais os sensores celulares são estimulados e com o passar do tempo eles vão ficando "viciados", necessitando sempre de uma dose maior de insulina para que a glicose volte a entrar nas células. Como os receptores ficam menos receptivos e com menor avidez pela insulina, você começa a ter resistência periférica à insulina, que é o primeiro passo para desenvolver diabetes.

Você já ouviu falar em diabetes do tipo 3? Pode parecer estranho, pois estamos acostumados com as diabetes dos tipos 1 (que normalmente é detectada na infância ou adolescência) e 2 (que se desenvolve principalmente no adulto, associada normalmente à obesidade). Pois é, na diabetes do tipo 3, por outro lado, a resistência periférica à insulina faz com que a pessoa tenha níveis mais altos de glicose, com bastante variação durante o dia. Esses níveis mais altos de glicose, associados ao processo inflamatório crônico, contribuem para a formação de lesões cerebrais precursoras do Alzheimer.[80]

---

80 BIESSELS, G. J.; DESPA, F. Cognitive decline and dementia in diabetes mellitus: mechanisms and clinical implications. **Nature Reviews Endocrinology**, v. 14, n. 10, p. 591-604. Disponível em: https://doi.org/10.1038/s41574-018-0048-7. Acesso em: 21 jan. 2021.

Sim, você ouviu bem: um quadro de resistência periférica à insulina pode levar à doença de Alzheimer. Sabemos que começa com a produção de placas proteicas que vão se acumulando em algumas regiões do cérebro. Isso acontece por anos em um processo silencioso, degenerativo, crônico e lento. As alterações inflamatórias muitas vezes aparecem de quinze a vinte anos antes das manifestações clínicas. Nesse período, você pode impedir o desenvolvimento da doença, porém, depois que os sintomas aparecem, não há muito o que fazer. Quero deixar esse alerta a respeito disso, pois certas coisas só dependem de você.

Veja que o Alzheimer vai coletando "pistas" pelo caminho: alimentação inadequada, disbiose, inflamação crônica, resistência periférica à insulina e síndrome metabólica.

Lembre-se também de que a constipação crônica é um sinal de que o intestino não está funcionando bem.

O açúcar o deixa mais feliz em uma sensação momentânea de saciedade, e por isso acaba sendo consumido até como uma recompensa. Principalmente os açúcares refinados, oriundos de alimentos industrializados, que são rapidamente absorvidos e vão para nossa circulação em questão de segundos e contribuem para o aumento da nossa glicemia, que é tóxica no cérebro. Por isso, há a necessidade de produzir insulina para baixar esses níveis. O problema é que, quanto mais açúcar você come, mais insulina você precisa produzir. Com isso suas células vão ficando "viciadas", desenvolvendo um quadro de resistência periférica à insulina. Esse é o primeiro passo para se tornar diabético.

O LADO BOM DAS BACTÉRIAS

Além da disbiose provocada pelo consumo de alimentos processados (que contêm o açúcar refinado), você terá também um processo de inflamação no cérebro. Essa glicose se liga inespecificamente em algumas estruturas cerebrais, num processo que chamamos de glicação. A inflamação contínua e a glicação podem resultar na chamada diabetes do tipo 3: a doença de Alzheimer.

Mas o que vem primeiro? Você come mais açúcar porque fica mais feliz ou fica mais feliz porque come mais açúcar? Infelizmente, esse círculo vicioso se repete na vida de muitas pessoas, o que as impede de ter uma vida mais saudável. Quer ter uma vida mais doce? É só eliminar o açúcar. Garanto que, depois de se acostumar, ficará tudo bem.

QUANTO AÇÚCAR VOCÊ INGERE POR DIA?

A OMS recomenda que, no máximo, sejam consumidos 25 gramas de açúcar por dia,[81] o que corresponde a seis colheres de chá. Parece pouco? Ainda não se convenceu? Vou colocar aqui uma lista de alimentos com a quantidade (aproximada) de açúcar. Veja como você está:

Refrigerante (copo de 200 mL): 20g
Ketchup (colher de sopa): 4g
Biscoito recheado (4 unidades): 40g
Sorvete de chocolate (1 bola): 9g
Barra de chocolate meio amargo (4 quadradinhos): 8g

---

81 ORGANIZAÇÃO MUNDIAL DA SAÚDE. **Diretriz: Ingestão de açúcares por adultos e crianças**. Genebra, 2015. Disponível em: https://www.paho.org/bra/images/stories/GCC/ingestao%20de%20acucares%20por%20adultos%20e%20criancas_portugues.pdf?ua=1. Acesso em: 1 nov. 2020.

Suco de frutas industrializado (copo de 200 mL): 15g

Gelatina industrializada (copo de 200 mL): 17g

Barra de cereal: 35g

Bolo de chocolate (fatia): 45g

Doce de leite (colher de sopa): 14g

Isotônico: 26g

Capuccino de máquina (1 cápsula de café + 1 cápsula de creme): 16,4g

Chá pronto de limão (lata): 25,4g

Energético (lata): 52g

Achocolatado em pó (colher de sopa): 5g

PROBIÓTICOS: QUEM SÃO?

Segundo a OMS, probióticos "são microrganismos vivos que, quando administrados em doses adequadas, determinam benefícios à saúde do hospedeiro". Ou seja, é um meio de você repovoar o seu intestino com as bactérias boas. Porém, isso não acontece do dia para a noite.

Imagine o seu intestino como uma floresta, na qual, como em toda floresta, é preciso que haja diversidade. Os vilões seriam os predadores, mas o predador tem uma função no ecossistema da floresta. Se você tira um predador de uma floresta em equilíbrio, o que acontece? Um desequilíbrio natural. Precisamos de todos os componentes para ter esse equilíbrio. E encontrar a saúde intestinal é exatamente isso, manter o equilíbrio da sua diversidade de bactérias. O predomínio absoluto de espécies boas é ruim, porque se você tem superpopulação de bactérias boas, como os lactobacilos, você começa a engordar. Diversidade é a chave para a saúde intestinal. E saúde intestinal é fundamental para a sua felicidade.

O LADO BOM DAS BACTÉRIAS

Probiótico virou uma palavra da moda, e vejo um lado positivo nisso, porque as pessoas começaram a se conscientizar de que consumir esse tipo de alimento é uma forma de enriquecer seu microbioma. Entretanto, onde podemos encontrá-lo?

Talvez você conheça o kefir. Ele até pode ser o alimento do momento, mas a trajetória dele remete aos nômades antigos. O termo, que se origina do eslavo *keif* e significa bem-estar ou bem viver, é um alimento fermentado contendo probióticos e prebióticos. Da mesma maneira que precisamos do *scoby* para fazer kombucha, encontramos o kefir na forma de grãos. E o que torna esses grãos tão cobiçados? Sua origem remonta às montanhas do Cáucaso, há séculos. Por isso não é tão fácil de encontrá-los, você precisa conseguir com alguém. É como a medicina de antigamente: as pessoas faziam chás caseiros, cuja formulação única era passada para os filhos, depois netos... Felizmente hoje essas maravilhas não precisam esperar a transmissão entre gerações. Os grãos de kefir são constituídos por uma mistura específica e complexa de bactérias e leveduras que vivem em uma associação simbiótica (boa para ambas). Quando você coloca dentro do leite, por exemplo, a bebida passa a ter representantes desses dois grupos de microrganismos, que promovem benefícios à saúde.

Outros alimentos também podem conter naturalmente probióticos, como iogurtes fermentados (cuidado na escolha, pois muitos deles têm altas taxas de açúcar), chucrute, picles e alguns tipos de pães e queijos.

Além dos probióticos, temos um componente importante que quero destacar. São os prebióticos, o alimento para as bactérias boas. Porque de nada adianta termos bactérias boas presentes em nosso organismo se não as alimentamos adequadamente.

Os prebióticos são fibras vegetais insolúveis que nossas células intestinais não vão conseguir digerir, mas que vão alimentar

DIGERINDO BEM A VIDA

especificamente nossas bactérias boas. Alguns alimentos ricos em prebióticos são alho, grão-de-bico, lentilha, frutas, aspargo, cebola... e não adianta tomar prebiótico todos os dias sem uma microbiota adequada. As fibras insolúveis não podem ser aproveitadas sem que haja a cooperação de uma microbiota saudável. Por isso, sempre necessitaremos dos probióticos e prebióticos.

Não faz parte dos meus objetivos passar para você uma lista de suplementos para serem comprados. Sou da filosofia de que uma alimentação simples, porém balanceada, provém de todos os nutrientes necessários para uma vida saudável. Obviamente que em algumas situações pontuais uma suplementação poderá ser muito bem-vinda, sobretudo em uma fase inicial, de transição, em que a adição de probióticos comerciais possa ser muito útil para uma adequação. Entretanto, o importante é pensar no seu uso como um escudo, o qual você só vai utilizar quando estiver em situações especiais de agressão e necessitará de uma defesa especial.

Quando consumimos alimentos ricos em prebióticos e probióticos, podemos até modificar nosso comportamento, o resultado vem em todos os níveis. O Doutor Emeran Mayer,[82] professor da Universidade da Califórnia em Los Angeles (UCLA), é um dos mais respeitados cientistas do mundo no estudo das bactérias e distúrbios do humor. Já em 2013, ele e sua equipe encontraram evidências de que o consumo de leite fermentado, rico em probióticos, muda a resposta do cérebro a estímulos, ou seja: ficamos mais bem-humorados. Para chegar a essa conclusão, eles dividiram as pessoas

---

82 Mayer, E. *et al*. Consumption of Fermented Milk Product With Probiotic Modulates Brain Activity. **Gastroenterology**, [s. l.], v. 144, n. 7, p. 1394-1401, 2013. Disponível em: https://www.gastrojournal.org/article/S0016-5085(13)00292-8/pdf. Acesso em: 3 maio 2020.

em dois grupos: o primeiro ingeriu probióticos e o segundo, não. Ao final do estudo, o grupo que recebeu os probióticos estava consideravelmente mais feliz em comparação ao outro.

Porém, não é só o humor que muda com o uso de probióticos. A digestão melhora consideravelmente, porque eles impedem a constipação e tratam a diarreia. Ou seja, ajudam o nosso intestino a funcionar adequadamente. De quebra, eles fortalecem o sistema imunológico e previnem seus desequilíbrios.

Pesquisadores do Alabama estudaram o papel das bactérias intestinais na doença de Parkinson, comparando o microbioma intestinal de 197 pessoas com doenças de Parkinson e 130 pessoas que não apresentam a doença. Verificaram que há uma "assinatura" de microrganismos associada à doença, assim como também viram que o metabolismo bacteriano pode afetar a eficácia de tratamentos.[83] Porém, mais estudos são necessários para compreender melhor essas alterações, principalmente nos estágios iniciais da doença.

Entretanto, é preciso cuidado: probiótico não é pílula mágica! Tenho uma amiga que passou a vida tendo resfriados de repetição, bronquite, crises alérgicas constantes enquanto vivia na casa dos pais e trabalhava o dia todo fora. Sua alimentação era à base de lanches, pizzas e outros carboidratos, e ela não encontrava tempo na agenda para fazer exercícios físicos. Bastou sua filha nascer para as coisas mudarem. Isso porque, quando a menina completou seis meses e ela iniciou a introdução alimentar, percebeu que não poderia obrigar uma criança a comer alimentos que ela mesma não

---

83 HILL-BURNS, E. *et al*. Parkinson's Disease and Parkinson's Disease Medications Have Distinct Signatures of the Gut Microbiome. **Movement Disorders**, Milwaukee, v. 32, n. 5, p. 739-749, maio 2017. Disponível em: https://www.ncbi.nlm.nih.gov/pubmed/28195358. Acesso em: 3 maio 2020.

DIGERINDO BEM A VIDA

comia. Então passou a se alimentar de frutas, verduras, legumes e mudou os próprios hábitos, perdendo os 20 quilos que adquiriu na gestação. Desde então, há dez anos, ela não teve mais nenhum episódio de alergia, rinite ou bronquite. E logo que sua segunda filha nasceu, ela decidiu manter uma dieta sem glúten e sem proteína de origem animal, porque sua filha é intolerante. Além de perder mais dez quilos, ganhou saúde e conta que foi a fase em que mais se sentia disposta em sua vida, mesmo com uma bebê de colo. Hoje, ela voltou a consumir proteína e glúten, mas continua com uma dieta diversificada porque percebe imediatamente o efeito em sua microbiota.

Eu mesmo, que me adaptei a uma dieta saudável depois de perceber como isso afetava o meu humor, minha saúde e minha disposição, vejo que é gritante a diferença quando faço a ingestão de alimentos ultraprocessados. Há muitos anos eu era muito irritadiço, tinha uma imunidade terrível e infecção crônica no olho. E tinha isso quando estava fazendo doutorado, uma época em que eu trabalhava durante o dia e no turno da noite, e ainda preparava aulas de madrugada. A irritação era o meu corpo sentindo o efeito daquela rotina. Depois que mudei meus hábitos, certo dia, no aeroporto, estava com pressa e comi um lanche de uma famosa rede de fast-food. Fazia tempo que eu não comia coisas do tipo. O resultado foi imediato, tanto no cansaço físico quanto na irritação, ansiedade e principalmente nas fezes, que logo se alteraram. A pressa e o estresse nos fazem optar pelo caminho mais fácil, mas há maneiras mais saudáveis e prazerosas de nos alimentarmos. Hoje, por exemplo, considero a dieta do mediterrâneo a mais adequada do mundo. Variada, com proteína, legumes, peixes, verduras e, em especial, gorduras boas. Uma alimentação equilibrada, como a velha e boa comida caseira.

O LADO BOM DAS BACTÉRIAS

Tudo começa pelo intestino, só que para quem vive no modo automático não é nada óbvio. As pessoas são muito imediatistas e não querem saber por que estão com determinado problema. Elas querem a solução, e que seja rápida. Porém, da mesma maneira como quando você possui hábitos ruins tudo parece uma bola de neve, quando você começa o ciclo saudável, uma coisa ajuda a outra. Você precisa iniciar o ciclo da saúde, pois quando sentir os efeitos dessa mudança, não vai mais conseguir retornar à vida anterior. Vamos criar um ciclo positivo para seu organismo. Essa é sua responsabilidade a partir de agora.

OBTENDO UMA MICROBIOTA SAUDÁVEL

Às vezes, as pessoas me dizem que as minhas teorias são malucas. Que isso tudo é muito novo e que precisaremos de tempo para nos adaptar a esses novos conhecimentos. É claro que a ciência tem evoluído muito nos últimos anos, mas todas essas ideias estão longe de serem recentes. Há mais de um século, o biólogo microbiologista e anatomista ucraniano Ylia Metchnikoff,[84] Prêmio Nobel de Fisiologia e Medicina em 1908, já afirmava que a saúde poderia ser melhorada e a senilidade adiada pela manipulação do microbioma intestinal com bactérias amigáveis ao hospedeiro, encontradas em alguns alimentos como o iogurte. Falava da ligação da inflamação crônica com a patogênese da aterosclerose e outros distúrbios. Como estudava os pacientes idosos, foi o primeiro a sugerir a criação de uma nova especialidade médica: a gerontologia. Foi por esses estudos que recebeu o Prêmio Nobel de Fisiologia em 1908.

---

84 ILYA Mechnikov – Biographical. **The Nobel Prize**. Disponível em: https://www. nobelprize.org/prizes/medicine/1908/mechnikov/biographical/. Acesso em: 28 abr. de 2020.

DIGERINDO BEM A VIDA

Todos esses conceitos foram deixados um pouco de lado na história da Medicina, mas têm retornado com força total. Assim, baseados em estudos das maiores universidades do mundo, podemos assegurar que, com estratégias simples, porém adequadas, podemos atuar nessa modulação da microbiota intestinal, levando a uma melhor qualidade de vida, com menor propensão a diversas doenças e aumento da longevidade. O método que proponho neste livro está relacionado ao que acredito ser o melhor para todos os seres humanos, depois de anos de pesquisas e estudos nesse campo.

Já vimos aqui algumas das principais estratégias, as quais resumo a seguir.

ALIMENTAÇÃO MAIS NATURAL

Por meio do ajuste ou manutenção do equilíbrio da microbiota intestinal, podemos estabelecer condições indispensáveis para adequação do nosso sistema nervoso, endócrino, imune, digestivo e metabólico. Tal ajuste pode ser facilmente obtido utilizando-se alguns alimentos naturais, que são de fácil obtenção e preparação. Podemos citar os prebióticos (fibras vegetais encontradas na cebola, alho, tomate e brócolis) e os probióticos (encontrados em leites fermentados, iogurtes, chucrute e em alguns queijos).

MENOS AÇÚCAR

Para que possamos manter nossa saúde, é imprescindível que o consumo de açúcar seja restringido. Nossa compulsão por comer alimentos ultraprocessados, com muitos aditivos químicos e altas taxas de açúcares, está intimamente ligada a um desequilíbrio químico, provocado por uma alteração da nossa microbiota intestinal.

161

MENTE E INTESTINO FUNCIONANDO JUNTOS

Nossa saúde mental está intimamente ligada à saúde do intestino. A premissa "Você é o que você come" é verdadeira e cada dia mais atual. Uma alimentação saudável, baseada em alimentos naturais, melhora nosso humor, mantendo a ansiedade e o estresse em níveis desejáveis. Sim, ansiedade e estresse são importantes (em doses adequadas) para uma vida equilibrada. Além disso, mantê-los sob controle diminui a probabilidade de desenvolvimento de doenças neurodegenerativas, como Alzheimer, Parkinson e a esclerose múltipla. Como todas essas doenças estão diretamente relacionadas à inflamação crônica de baixo grau, mas constante, a origem normalmente é intestinal, alicerçada em quadros de disbiose.

MENOS MEDICAMENTOS

Nossa microbiota intestinal é um complexo ecossistema, cujo equilíbrio e cuja diversidade auxiliam na manutenção de uma vida saudável. Os antibióticos, anti-inflamatórios, antiácidos etc. comprometem esse equilíbrio. Todo e qualquer medicamento que utilizamos faz com que nosso corpo "pague um preço", ou seja, sempre teremos efeitos indesejados. Cabe avaliar se o benefício gerado será maior que o dano causado. Devem ser utilizados segundo indicação clínica, sem automedicação, lembrando que são ferramentas úteis quando utilizados de maneira adequada. Não devem ser encarados como uma cura definitiva, apenas como um ajuste de curso para retorno à condição desejada.

SAÚDE DESDE O NASCIMENTO

Reconhecemos a grande importância do parto normal na saúde da criança. Sabemos que a colonização bacteriana nos primeiros mil dias de vida do bebê (iniciada com o parto, passando pela amamentação e depois pela introdução dos primeiros alimentos) é fundamental para o seu desenvolvimento adequado, com menor incidência de doenças infecciosas, inflamatórias e alérgicas. A passagem pelo canal vaginal é fundamental para que a criança possa ser colonizada pelas bactérias da mãe, que constituirão a primeira microbiota da criança. Porém, em alguns casos, há contraindicação médica, tornando a cesárea a única alternativa possível.

SONO REGULADO

O sono é uma atividade reparadora da nossa fisiologia e por si só auxilia no nosso bem-estar. Além de ser um momento ótimo para produção de melatonina, enquanto dormimos também consolidamos nossa memória.

Cada pessoa tem uma necessidade individual de horas de sono. Uma dica para descobrir quantas horas você precisa dormir é, num dia em que teve uma atividade normal, ir se deitar no horário habitual e verificar em qual horário acorda espontaneamente no dia seguinte. Esse deve ser o seu tempo ideal de sono.

PRÁTICA REGULAR DE EXERCÍCIOS

Quando falo em praticar exercícios regularmente não estou pedindo que você se torne um maratonista. Em um estudo recente,[85] a Dra. I-Min Lee, da Universidade de Harvard, publicou que uma média diária de 7.500 passos é suficiente para diminuir a mortali-

85 LEE, I. *et al.* Association of Step Volume and Intensity With All-Cause Mortality in Older Women. **JAMA Internal Medicine**, [s. l.], v. 179, n. 8, p. 1105-112, 29 maio 2019. Disponível em: https://jamanetwork.com/journals/jamainternalmedicine/article-abstract/2734709. Acesso em: 4 jan. 2020.

dade em mulheres idosas. Se já é suficiente para conceder proteção a mulheres com uma média de 72 anos, podemos extrapolar esses dados para as outras idades.

Isso corresponde a, aproximadamente, 4,5 quilômetros por dia. E não se assuste, eu sei que parece muito, mas se considerarmos que em todas as atividades diárias acabamos nos deslocando, veremos que é fácil alcançar esse número. O uso de relógios marcadores ou até de aplicativos que podem ser instalados gratuitamente nos smartphones auxilia muito para você ter uma ideia de quanto caminha por dia.

TRANSFERÊNCIA DE MICRORGANISMOS

Seja utilizando estratégias mais conservadoras, introduzindo suplementação com probióticos adquiridos comercialmente ou mesmo utilizando uma forma mais direta que seria o transplante de fezes, a transferência de bactérias vivas traz um resultado efetivo, mas fugaz. Ou seja, você pode utilizar essas estratégias em momentos pontuais, porém não pode (nem deve) depender delas para uma vida mais saudável. A mudança de hábitos e adequação de um estilo de vida saudável são fundamentais para obtenção de resultados permanentes.

Cada um é responsável pelo tipo de vida que leva. Logo, cada um pode se responsabilizar pela própria saúde. Você vai ser protagonista da sua saúde ou vai continuar dizendo que as doenças aparecem ao acaso?

A mudança de hábitos e adequação de um estilo de vida saudável são fundamentais para obtenção de resultados permanentes.

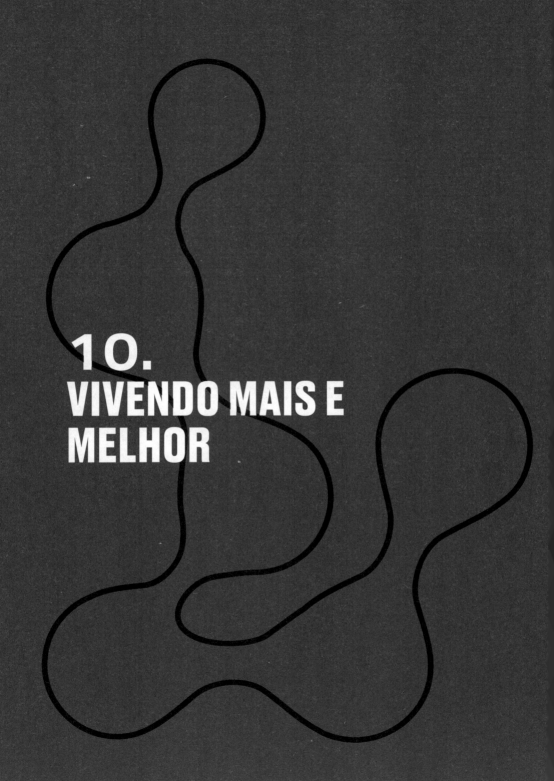

10.
VIVENDO MAIS E MELHOR

O SEGREDO DAS BLUE ZONES

A primeira vez que ouvi falar das Blue Zones foi em uma palestra, e fiquei tão interessado que passei a devorar mais informações sobre elas. É impossível não se apaixonar pela notícia de que existem lugares onde as pessoas são mais felizes, vivem mais, têm uma qualidade de vida invejável e uma filosofia de vida diferente. Eu queria reproduzir esse modelo de vida, mas, para isso, precisava entender melhor quem eram aquelas pessoas e como elas viviam. Então adquiri alguns livros sobre o assunto e fiquei estarrecido com a quantidade de informação semelhante ao que eu propagava: o segredo dessas pessoas centenárias são justamente os hábitos.

O nome Blue Zones surgiu de maneira simples: enquanto o autor do livro *Zonas azuis: a solução para comer e viver como os povos mais saudáveis do planeta*, Dan Buettner,[86] realizava uma pesquisa procurando por locais onde havia maior número de pessoas longevas (com mais de cem anos), ele verificou que havia uma concentração em seis cidades, as quais circulou em azul no mapa. As Blue Zones foram identificadas em cinco locais diferentes no mundo: Okinawa, um arquipélago no sul do Japão; uma região montanhosa e isolada da Sardenha; uma comunidade na Califórnia chamada Loma Linda; a península costarriquenha de Nicoya; e a ilha grega Ikaria. Porém, o que fazem de tão especial os moradores desses locais?

Para descobrir isso, as equipes conversaram com médicos, demógrafos, biólogos e idosos de cada uma dessas regiões, na sua maioria

---

86 BUETTNER, D. **Zonas azuis**: a solução para comer e viver como os povos mais saudáveis do planeta. São Paulo: nVersos, 2018.

nonagenários e centenários. A longevidade é algo que todas as pessoas buscam, e foi curioso perceber que a manutenção da vida ativa os fez viver mais, assim como a alimentação rica em vegetais que muitas vezes eram cultivados por eles próprios. O mais engraçado é que falamos muito sobre a genética, mas ficou claro que ela não tem um papel preponderante nessas regiões. O que faz diferença é o estilo de vida, bem como a alimentação, a vida fisicamente ativa e os fortes laços com a comunidade.

A seguir entrego um apanhado geral das informações mais relevantes que encontrei no livro, mas, para maiores informações, indico que leia o material completo no livro *Zonas azuis*, um verdadeiro tratado sobre as Blue Zones.

SARDENHA, ITÁLIA

Segundo Dan Buettner, nessa região a família tem um valor crucial na vida dos habitantes, e a palavra "propósito" foi mencionada com frequência. Além disso, o povo que vive nessa região prepara o próprio queijo com o leite de cabra que produz, e o vinho local, que contém uma alta concentração de flavonoides, é ingerido com moderação, mas foi o bom humor e as caminhadas para pastorear os animais que tiveram maior destaque, pois demonstraram como o estilo de vida pode influenciar na longevidade.

OKINAWA, JAPÃO

A segunda região é Okinawa, um arquipélago no sul do Japão. E é ali que é narrada a história de Gozei Shinzato, uma japonesa de 104 anos que vive sozinha desde que perdeu o marido, há quarenta e seis anos. A culinária local é rica em vegetais, frequentemente cultivados pelos próprios idosos, e perceberam que havia o consumo de chá, missô, tofu e temperos como artemísia e açafrão.

Além disso, em Okinawa fala-se muito do *ikigai*, que é "a razão pela qual eu levanto pela manhã", um propósito de vida, e também pratica-se o *hara hachi bu*, ou a regra dos 80%, que sugere que a pessoa coma até que se sinta satisfeita, deixando o estômago 20% vazio.

Durante as pesquisas para o livro, muitos dos entrevistados disseram ser crucial poder contar com um grupo social cultivado ao longo da vida, como uma rede de suporte para os momentos difíceis, ou seja, uma comunidade unida. Assim, a pergunta que fica é: você sabe qual é o seu *ikigai*? Convive em um grupo social que pode acolhê-lo nos momentos difíceis?

LOMA LINDA, ESTADOS UNIDOS

Na América do Norte, podemos encontrar a cidade Loma Linda, na Califórnia, uma comunidade de adventistas do sétimo dia que têm um estilo de vida bastante particular. Lá eles praticam a religiosidade de maneira sadia e têm uma vida comunitária enraizada, em que a religião tem um papel especial, onde as pessoas convivem ao longo de 24 horas, a cada semana, com um forte sentimento de pertencimento, desligadas das coisas mundanas, fazendo caminhadas na natureza, permanecendo próximas umas às outras e reverenciando a Deus. Além disso, eles adotam uma alimentação vegetariana, que é alvo de muitas outras pesquisas sobre saúde e bem-estar.

NICOYA, COSTA RICA

Por incrível que pareça e por mais que tentem nos convencer de que a exposição ao sol faz mal, uma característica comum entre todas as Zonas Azuis é a grande exposição ao sol. E, como você deve imaginar, o que não falta na Costa Rica são dias de sol pleno.

Nessa comunidade, a alimentação é rica em frutas tropicais, a vida cotidiana é bastante ativa – com trabalho pesado – e as pessoas costumam ter relações sexuais com frequência. Sobre esse último detalhe, os pesquisadores identificaram que todos na região praticam sexo até idades muito avançadas, o que não é comum em várias outras regiões do globo.

Os geógrafos também descobriram que a qualidade da água da região é diferente: ela é muito rica em cálcio e sua ingestão cotidiana, associada à exposição solar, o que pode contribuir para a saúde do sistema osteomuscular. Além disso, eles possuem uma filosofia de vida chamada "Plano de vida", que nada mais é do que tocar a vida em frente, sempre.

ILHA DE IKARIA, GRÉCIA

Os ikarianos gostam de visitar os vizinhos com frequência, mesmo que tenham de fazer longas caminhadas pelas montanhas, o que garante um estilo de vida ativo. Eles também consomem fartamente muitos vegetais frescos, temperados com azeite de oliva, e o leite de cabra, o mel, as infusões e o forte vinho tinto local fazem parte do menu diário. Uma das singularidades dos ikarianos é que, além de dormirem até tarde, eles costumam fazer uma sesta depois do almoço.

CARACTERÍSTICAS COMUNS DAS BLUE ZONES

Depois das pesquisas para seu livro, o autor descreveu algumas atitudes que podem ajudar as pessoas a atingir idades muito avançadas, mantendo autonomia, independência e propósito. Uma vida longa, saudável, transpassada de significado e, por que não, felicidade. A seguir, apresento o que ele descobriu:

- Surpreendentemente, não há relatos de que a longevidade esteja relacionada a intervenções médicas específicas;
- Fica bastante evidente o papel da alimentação, de hábitos saudáveis, de uma forte conexão com a família e a comunidade, e da importância de um propósito na vida;
- A vida nas Blue Zones é tranquila, e o tempo é sagrado. Tempo para dedicar-se ao exercício banal e prosaico de simplesmente viver. Sem pressa.

OS SETE PILARES

O *mindset* de uma vida saudável pode ser facilmente desenvolvido se baseado em sete pilares:

1. Simplicidade: ser saudável é simples. Não é preciso ser rico para ser saudável nem é necessário se encher de suplementos, basta mudar a alimentação e os hábitos: se hidratar, dormir bem e ingerir vegetais. É mais barato manter um estilo de vida saudável do que um estilo de vida doente no qual você precisa gastar com produtos alimentícios industrializados, que não devem ser considerados comida. Ter qualidade de vida é buscar a simplicidade.

O LADO BOM DAS BACTÉRIAS

Atualmente, muita gente gourmetiza a vida saudável, e isso é um perigo iminente. Não precisa comer o salmão que vem lá do Alasca ou o sal do Himalaia. Não precisa comprar o óleo de coco que custa 30 reais o pote ou pagar mais de 300 reais na mensalidade do *crossfit*. Qualquer um pode fazer uma salada gostosa com alimentos da sua região e caminhar de graça pela rua.

Independentemente de classe social, idade ou condição de saúde, a alimentação natural pode ajudar a melhorar o seu status atual. Essa é a sua principal vantagem, pois estilo de vida simples está ao alcance de qualquer pessoa. Lembre-se das Blue Zones: quanto mais simples a vida, maior a longevidade das pessoas.

2. Agilidade: quanto mais você muda o estilo de vida, mais rápido vê os resultados e começa a se sentir melhor e perceber melhor seu corpo. Se no dia a dia mantemos uma dieta saudável, temos a blindagem intestinal, ou seja: a barreira de proteção microbiana. E aí, depois da adequação da rotina, até podemos "enfiar o pé na jaca" de vez em quando. No entanto, é curioso que as pessoas relatam que quando saem dos hábitos o corpo já sinaliza que algo não está bem. Ou seja, aos poucos vamos perdendo a vontade de comer alimentos não saudáveis, pois sentimos que não nos traz benefícios.

Num primeiro momento, é preciso ter força de vontade para a mudança, mas, depois disso, você consegue seguir com a rotina sem pensar duas vezes. Quem já fez atividade física, por exemplo, sabe que, depois que você começa, se há uma pausa na rotina de exercícios, o corpo sente rapidamente. Isso acontece também com a alimentação. Quando você começa a ter uma dieta saudável, sente a melhora imediatamente. Essa mudança é favorável para alimentar as bactérias boas. O corpo é sábio e sabe o que nos faz bem e o que nos faz mal.

172

VIVENDO MAIS E MELHOR

3. Acessibilidade: a vida saudável está acessível a qualquer pessoa, independentemente de sua condição financeira. Isso significa, por exemplo, comer frutas da época, que são mais baratas, em vez de procurar mirtilos e outras frutas caras, andar no parque e substituir o carro pela bicicleta ou pela caminhada. Qualquer um pode comprar uma bela alface na feira e fazer uma salada caprichada com folhas verdes. O saudável é o que você encontra na feira em cada época do ano, não precisa ser difícil nem caro.

4. Efetividade: hoje possuímos as melhores evidências científicas possíveis. Sabemos como ter uma vida que favorece nossas bactérias boas, que ativa nosso sistema imune e como fazer nossa microbiota agir a nosso favor. As informações científicas, que antes eram restritas aos médicos, hoje estão disponíveis na internet para qualquer um ver, e mesmo que vivamos na era das *fake news*, ao mesmo tempo vemos uma população mais bem informada, que busca entender tudo o que acontece no próprio corpo.

5. Sustentabilidade: por se tratar de alimentação saudável baseada em alimentos naturais (comidas de verdade), não processados, esse estilo de vida é sustentável do ponto de vista econômico e ambiental. Você gera menos lixo, compra menos industrializados e contribui mais com o planeta. Seu corpo reconhece os alimentos e você respeita o ciclo natural dele: dorme ao anoitecer, acorda pela manhã, respira, caminha e está alinhado a um estilo de vida que favorece a você e ao meio ambiente.

6. Prevenção: a manutenção do equilíbrio da microbiota intestinal auxilia na prevenção de várias doenças, como câncer, diabetes, infarto, Parkinson e Alzheimer. A nossa microbiota intestinal pode nos salvar ou agir contra nós. As doenças geradas pela disbiose intestinal são inúmeras e estão relacionadas com a microbiota. Para prevenir tais desequilíbrios, aposte em prevenção, ou seja: na manutenção de uma microbiota saudável.

7. Durabilidade: os efeitos, alicerçados na mudança de hábitos são duradouros e trazem benefícios não só para si próprio, mas também para aqueles que vivem ao seu redor. Além de você ser impactado positivamente com as mudanças no estilo de vida, sua família também será. Companheiro(a), pais, filhos(as)... todos serão estimulados a ter uma vida saudável pelo seu exemplo, e não a partir de sermões de como eles devem comer e viver.

Muitas pessoas se livram de diversas doenças crônicas mudando o estilo de vida. Outras de problemas relacionados ao sistema nervoso. Outras perdem peso. Neste livro, partimos do princípio de que o corpo é uma coisa só. Tudo está interligado. E assim como o corpo tem tudo interligado e o intestino pode afetar o cérebro, uma mudança que partir de você pode reverberar em pessoas que estão distantes. Pense nisso.

Não é preciso ser rico para ser saudável, nem é necessário se encher de suplementos, basta mudar a alimentação e os hábitos: se hidratar, dormir bem e ingerir vegetais.

11.
ENFIM, QUAL É O DECRETO FINAL?

EDITANDO NOSSOS GENES

Nascemos com uma informação genética, herdada dos nossos pais, que compõe a nossa essência. Esse código genético é imutável, ou seja, independentemente do que fizermos em nossa vida, vamos nascer e morrer com a mesma informação. Porém, isso não é um decreto final. O que você é e será está intimamente ligado às suas escolhas, e não apenas àquilo que recebeu dos seus pais. Quando falo em escolhas quero dizer o que comemos e como vivemos, ou seja, inclui nosso sono, nossos sonhos, nossos amigos, nossa comunidade e nossa família.

Portanto, ainda que esse decreto final genético não possa ser alterado, afirmo que podemos modificar nosso microbioma. Partindo da premissa de que temos muito mais células bacterianas do que próprias, podemos considerar o microbioma como nosso segundo genoma. Ou seja, temos duas informações genéticas: a que herdamos dos nossos pais e a que recebemos ao longo da vida, que são nossas bactérias.

Nosso segundo genoma está envolvido em várias funções essenciais para nossa vida e, principalmente, nosso bem-estar, como você aprendeu com este livro. Contudo, o que mais importa é que o microbioma é altamente dinâmico: estamos o tempo todo modificando o perfil de nossas bactérias. Com isso podemos contribuir para uma vida mais saudável. Pensar que pequenas medidas adotadas no nosso dia a dia possam ter efeito tão intenso é extremamente poderoso, libertador. A ideia de que a cura ou a qualidade desejada está dentro de nós traz o protagonismo das nossas vidas.

O LADO BOM DAS BACTÉRIAS

O projeto Genoma Humano,[87] uma iniciativa do Instituto Nacional de Saúde americano (NIH) , durou mais de dez anos e formou um consórcio entre várias Universidades do mundo. Foram investidos em torno de 3 bilhões de dólares a fim de finalmente conseguir sequenciar o genoma humano. O homem quis, por muitos anos, descobrir o segredo da vida: nosso código genético. Fomos presunçosos ao achar que, ao conseguir determinar toda a sequência de ATCG do nosso DNA, teríamos aberto a porta para a compreensão completa das nossas doenças. No entanto, isso não aconteceu. Esquecemos que nossa informação genética é de fundamental importância para nossa saúde, mas fatores ambientais serão preponderantes para explicar como esses genes serão expressos. Acabaram se esquecendo também de mais um detalhe muito importante: os microrganismos.

A informação de que o código genético não pode ser modificado é uma verdade momentânea: uma nova tecnologia de edição gênica que está sendo desenvolvida certamente vai mudar a história da humanidade. Assim, em breve teremos a capacidade de modificar (e até de escolher) os nossos genes. Se hoje você descobrisse que pode modificar algumas informações genéticas que herdou dos seus pais, o que faria? É entusiasmante pensar que posso silenciar um gene que pode levar a uma doença neurodegenerativa ou mesmo aumentar a probabilidade de um câncer.

Essa nova tecnologia é chamada CRISPR, sigla para *Clustered Regularly Interspaced Short Palindromic Repeats*, em português, Repetições Palindrômicas Curtas Agrupadas e Regularmente Interespaçadas. É o que temos de mais revolucionário em termos de

---

87 THE Human Genome Project. **National Human Genome Research Institute** [s.d.]. Disponível em: https://www.genome.gov/human-genome-project. Acesso em: 6 jan. 2020.

medicina e evolução humana. E, pasme, trata-se de um mecanismo bacteriano, conhecido como sistema imune da bactéria. É a maneira como elas conseguem se proteger contra a invasão de vírus patogênicos. A bactéria rapidamente consegue mudar seu DNA e com isso se torna imune ao vírus.

Assim, podemos pegar o exemplo da CRISPR e aprender com esses microrganismos que estão neste planeta há milhões de anos antes de nós. Já vimos como eles podem contribuir com nossa saúde, mas eles continuam nos surpreendendo.

Assim como as bactérias são geniais em se adaptar de maneira rápida e inteligente ao ambiente em que vivem, devemos fazer o mesmo. Que tal usar os recursos que temos à mão e tratar de ter uma vida mais saudável e feliz? Para realizar o complexo devemos pensar simples. Com estratégias fáceis de implantar, podemos impactar positivamente a complexidade de nossa vida.

O FUTURO DA MEDICINA ESTÁ NO PASSADO

O futuro da medicina é olhar para o passado.

O futuro da medicina é aprender com nossas experiências de um passado não tão remoto, em que não dependíamos tanto de antibióticos, não estávamos tão obesos, e a ansiedade não era tão comum, conhecíamos a origem dos nossos alimentos, as pessoas viviam com maior plenitude física e mental. Será mesmo que, para aumentar nossa longevidade, precisamos abrir mão da nossa qualidade de vida?

Lembro-me de certa vez de que, assistindo a uma aula, tive a oportunidade de compartilhar um importante testemunho. Citei o grave problema da questão da resistência bacteriana, falando que

O LADO BOM DAS BACTÉRIAS

hoje temos menos opções para tratar as infecções e que as bactérias estão aprendendo a sobreviver a todos os antibióticos que produzimos. Numa analogia histórica bem interessante, retirada do livro de Alan Rees,[88] temos a seguinte história:

Em 2000 a.C., quando uma pessoa tinha uma doença infecciosa, ela deveria comer uma raiz. Mil anos depois, com o avanço das crenças religiosas pelo mundo, ela ouviria:

— Aquela raiz é pagã, agora reze esta prece.

Esse conceito prevaleceu na história da humanidade por milhares de anos. Com avanço da ciência, em 1850 d.C., seria falado que aquela prece é apenas superstição, agora você deve tomar essa poção. Em 1940, surgia a grande esperança: a penicilina. Agora, temos a solução para todas as doenças causadas por bactérias. Tem uma infecção, use a penicilina. Porém, cinco anos depois, já havia relatos de resistência ao antibiótico. Agora devemos usar outros antibióticos mais fortes. Com o passar do tempo e uso descontrolado, esses antibióticos se tornaram ineficazes. Agora devemos voltar a comer uma raiz.

Hoje, a ciência tem voltado a procurar na natureza novas substâncias que possam ser utilizadas para curar infecções causadas por bactérias. Apesar da evolução na capacidade de sintetizar novos antibióticos, estamos perdendo essa luta contra as bactérias. Precisamos nos reinventar. Buscamos no ambiente (solo, rios, animais) novas moléculas capazes de matar as bactérias patogênicas. Estamos voltando às origens.

---

88 REES, A. **The Complementary and Alternative Medicine Source Book**. Westport: The Oryx Press, 2001.

ENFIM, QUAL É O DECRETO FINAL?

E por falar em origens, sempre é bom pensar na saúde dos nossos avós. Você acha que eles viviam tão mal como vivemos hoje? Eram outros tempos. Entendo que você possa dizer que eles morriam mais de doenças infecciosas, que muitos tratamentos eram inoperantes, que as doenças não eram diagnosticadas de modo tão eficaz como hoje. Sim, isso é verdadeiro.

Entretanto, será que se eles dispusessem de mais antibióticos e outros medicamentos para outras doenças não poderiam ter vivido muito mais do que nós? Somente para se ter uma ideia, Michelangelo morreu aos 88 anos, e Isaac Newton aos 84 anos. Já nos deixaram há mais de trezentos anos. Foram gênios da ciência e exemplos de longevidade. Viveram em épocas nas quais não se dispunha de ferramentas médicas como as que temos hoje. Será que não podemos utilizar os avanços tecnológicos para promover saúde em vez de tratar doenças?

Nessa época, os recursos eram mais escassos, sem dúvida. A ciência evoluiu muito rapidamente nos últimos cinquenta anos, talvez como nunca na história da humanidade. Todavia, com esse avanço alguns conceitos precisam ser revisitados.

Para nos especializar em nossa saúde precisamos ser menos especialistas. Essa frase parece contraditória, mas é real. A era da superespecialização, em que cada órgão era tratado de maneira particularizada, sem a integração do organismo como um todo, já passou. Precisamos compreender que tudo faz parte de um mesmo organismo e, muitas vezes, um problema que aparece em determinado órgão tem uma origem distante, necessitando de uma visão mais integrada. É a medicina integrativa.

Precisamos ver o corpo humano como um todo, o ecossistema como um todo, a vida como um todo.

SAÚDE NÃO É AUSÊNCIA DE DOENÇA

Quando decidi escrever um livro sobre o poder microscópico que nos torna mais felizes, saudáveis e longevos foi porque estava cansado de ver pessoas muito estressadas, deprimidas, vivendo com pouca ou nenhuma qualidade de vida. Então, quis entregar a você, leitor, uma ferramenta poderosa capaz de garantir que assuma o controle de sua saúde.

Comer alimentos frescos, praticar atividades ao ar livre, saber a hora de descansar, tudo isso faz parte de um estilo de vida saudável. Quem segue uma rotina mais equilibrada tem mais bom humor, o que gera mais satisfação em viver a vida.

Portanto, chega de depender de medicamentos, substâncias e atitudes nocivas (álcool, compulsão alimentar, compras desnecessárias). Chega de terceirizar a sua saúde! Ela é o bem mais inestimável que possuímos. Saúde não é apenas a ausência de doença, mas viver com plenitude física, mental, social e espiritual. E a saúde desejada está na palma da nossa mão, na nossa boca e em nosso intestino, processada por nossas bactérias intestinais. Cabe somente a você despertar esse poder interior.

Faça, então, um voto de ter um dia mais saudável a partir hoje, assuma o controle da sua saúde, do seu futuro e viva plenamente uma vida de felicidade, saúde e bem-estar!

Você tem, neste livro, um importante aliado para fazer as modificações no seu dia a dia: mudando paradigmas, entendendo que a cura está dentro de você e que pequenas mudanças nos hábitos trazem uma grande diferença na saúde. O corpo humano é uma máquina que veio preparada para a vida, com todo o arsenal disponível para curarmos a nós mesmos. É hora, portanto, de acionar a sua força

ENFIM, QUAL É O DECRETO FINAL?

interna, de olhar para os seus hábitos, de criar mecanismos que facilitem uma nova vida para você e para a sua família, para que todos possam ter um sistema imunológico potente diante de eventuais vírus e bactérias que surgirem.

Os tempos estão mudados e devemos aproveitar a chance que temos para criar um novo modo de viver, mais sustentável, com longevidade e bem-estar. Que este livro traga a você a chance de fazer uma revolução em sua vida. Uma revolução consciente, pautada na vida saudável, cultivando a saúde todos os dias em vez de depender da medicalização e remediar doenças.

> **Que a partir de hoje você encontre um caminho de solução de problemas, entendendo de uma vez por todas que a saúde integral está a seu alcance, e as escolhas conscientes dependem de você todos os dias.**

Todos podemos viver uma vida sem ansiedade, com o sistema nervoso favorecendo para que tenhamos atitudes otimistas, perpetuando a prática de ações que nos tragam contentamento, vida e transformação.

Dedique-se conscientemente a transformar a si mesmo. Faça o seu corpo efetivamente trabalhar para você, criando mais energia para que possa multiplicar estes benefícios e silenciar as eventuais doenças crônicas que não surgem com num passe de mágica.

Que esta revolução que começa em cada um de nós seja o primeiro passo para uma nova forma de viver e encarar a vida. Este é o meu propósito. Se uma única pessoa transformar a si mesma com a leitura deste livro, minha missão terá sido cumprida.

POSFÁCIO

Deve ter chamado sua atenção que, num livro sobre microrganismos e na fase da pandemia de covid-19, praticamente não mencionei a doença. Procurei seguir o roteiro original do livro e, após combinado com a editora, decidimos por abordar esse problema neste material adicional, chamado de posfácio.

Lembrando que covid-19 (abreviação de *Corona Virus Infectious Diseases* – 2019) ou SARS-CoV2 (coronavírus tipo 2 – Síndrome Respiratória Aguda Grave) faz parte da família coronavírus (vírus com forma de coroa). Apesar de descoberta na década de 1960, a primeira descrição da família causando doenças foi em 2002, com a SARS-CoV (Síndrome Aguda Respiratória Grave), possivelmente relacionada a morcegos com transmissão posterior a gatos, em Guandong, na China, resultando na morte de aproximadamente 3500 pessoas. Em 2012 foi descrito o vírus MERS-CoV (Síndrome Respiratória do Oriente Médio), na Arábia Saudita, provavelmente oriunda de camelos, causando cerca de 850 óbitos.[89]

A doença, portanto, é uma zoonose, ou seja, apresenta transmissão natural entre homens e animais. Apesar de a infecção viral ser espécie-específica (o vírus tem exclusividade de infectar apenas

---

89 WU, F. *et al.* A new coronavirus associated with human respiratory disease in China. **Nature**, v. 579, p. 265-269, 2020. Disponível em: https://doi.org/10.1038/s41586-020-2008-3. Acesso em: 29 jan. 2021.

POSFÁCIO

uma espécie), em algum momento pode ocorrer o salto viral ("pular de uma espécie para outra"), ampliando o número de animais que podem ser infectados. Um exemplo bem caracterizado dessa possibilidade é o vírus da imunodeficiência humana (HIV), que se originou do vírus da imunodeficiência símia (SIV), que infectava macacos no continente africano.

O SARS-CoV2 é originário de morcegos, mas há uma suspeita que tenha cumprido um "estágio intermediário" em pangolins (mamífero que vive na Ásia e África), antes de infectar os humanos. Sabendo que essa possibilidade de salto viral pode acontecer mas também respeitando as tradições gastronômicas e culturais dos habitantes do leste da Ásia, é importante que a venda de alimentos crus (ou animais vivos) seja melhor regulamentada, ou seja, sofra fiscalização das autoridades sanitárias locais, permitindo que melhores condições sanitárias sejam obedecidas, a fim de diminuir a probabilidade de novas contaminações no decorrer dos anos.[90]

Há alguma relação entre nosso microbioma intestinal e a covid-19? Com toda certeza, sim. Mas primeiro preciso explicar a você como o vírus causa a doença.

Vírus são microrganismos diferentes. São extremamente simples, constituídos de algumas proteínas e com apenas um tipo de material genético (DNA ou RNA), podendo estar ou não envoltos por uma membrana externa (envelope). Alguns cientistas o consideram como estruturas químicas complexas e outros como células simples. Precisam obrigatoriamente infectar as nossas células, pois não conseguem sobreviver por muito tempo tampouco se multiplicar fora delas.

---

90 CIOTTI, M. *et al.* COVID-19 outbreak: an overview. **Chemotherapy**, v. 64, p. 215-223, 2019. Disponível em: https://doi.org/10.1159/000507423. Acesso em: 29 jan. 2021.

O LADO BOM DAS BACTÉRIAS

Somos infectados pelo contato de partículas virais pelo trato respiratório superior. Imagine que nossas células têm algumas proteínas que funcionam como "fechaduras" para entrada de algumas substâncias (nutrientes, hormônios) fundamentais para seu funcionamento. Chamamos essas fechaduras de receptores. Os vírus possuem "chaves" que se ligam apenas àquelas fechaduras com encaixe perfeito. Entrando na célula, esses vírus vão escravizá-las, obrigando-as a produzir novas partículas virais que vão infectar novas células e assim por diante.

Voltemos às fechaduras. O SARS-CoV2 tem a chave para se ligar nos receptores chamados de ACE2. Logicamente que as células do trato respiratório superior (mucosa oral e nasal, garganta) possuem esses receptores. Mas sabe qual órgão do nosso corpo tem a maior quantidade de "fechaduras" para o SARS-CoV2? Acertou se pensou em intestino.[91]

Está muito claro em vários artigos que a covid-19 também apresenta manifestações intestinais. Diarreia e dor abdominal são sintomas comuns em pessoas com a doença e, muitas vezes, estão diretamente relacionados à gravidade do quadro.[92,93,94]

---

91 ZHANG, H. *et al.* Specific ACE2 expression in small intestinal enterocytes may cause gastrointestinal symptoms and injury after 2019-nCoV infection. **International Journal of Infectious Diseases**, v. 96, p. 19-24, 2020. Disponível em: https://doi.org/10.1016/j.ijid.2020.04.027. Acesso em: 29 jan. 2021.

92 KUMAR, V. C. S. *et al.* Novelty in the gut: a systematic review and meta-analysis of the gastrointestinal manifestations of COVID-19. **BMJ Open Gastroenterology**, v. 7, 2020. Disponível em: 10.1136/bmjgast-2020-000417. Acesso em 29 jan. 2021.

93 DUMAS, A. *et al.* The role of the lung microbiota and the gut–lung axis in respiratory infectious diseases. **Cellular Microbiology**, v. 20, 2018. Disponível em: 10.1111/cmi.12966. Acesso em: 29 jan. 2021.

94 ZUO, T. *et al.* Alterations in gut microbiota of patients with COVID-19 during time of hospitalization. **Gastroenterology**, v. 159, n. 3, p. 944-955, 2020. Disponível em: 10.1053/j.gastro.2020.05.048. Acesso em 29 jan. 2021.

POSFÁCIO

No entanto, como nosso microbioma atua contra essa doença? Basicamente de quatro maneiras:

- Melhorando nossa imunidade natural, que é aquela inespecífica e que nos protege inicialmente contra infecções. Nesse caso, os microrganismos podem dificultar a ligação do vírus na sua fechadura, não conseguindo penetrar nas células, sendo dessa forma rapidamente destruído pelo nosso sistema imune;

- Otimizando nossa resposta específica, que vai atuar de maneira muito mais efetiva contra o vírus e que será responsável pela produção de anticorpos. Essa imunidade que faz com que (pelo menos a curto prazo) fiquemos protegidos contra novas infecções. Já foram reportados casos de pessoas que foram reinfectadas pelo SARS-CoV2, mas ainda não sabemos até que ponto a infecção (ou a vacina) vai nos proteger contra novas infecções;

- Por meio da atividade antiviral direta, com a qual nosso exército bacteriano de defesa intestinal consegue destruir diretamente o vírus, desempenhando o papel de verdadeiros guardiões da nossa fortaleza;

- Diminuindo a expressão dos receptores do vírus, pois apesar de estar com a chave certa, se mudarmos ou mesmo retirarmos a fechadura o vírus vai ficar do lado de fora da célula, nossos componentes de defesa imune farão a faxina e levarão o lixo para fora: os restos do vírus serão eliminados nas fezes.

Em um primeiro momento, o sistema imune é o nosso órgão de defesa contra microrganismos invasores, aumentando nossa capacidade de resistir ao contato com o vírus e, quando vencido, ajuda nosso organismo a responder rapidamente. Esse processo pode ser tão eficiente que muitas pessoas têm a infecção e nem a percebem. Esse é o papel ideal, que desejamos manter e aprimorar.

O LADO BOM DAS BACTÉRIAS

E o sistema imune, nosso principal aliado, pode ser prejudicial? O grande problema dos pacientes com covid-19 é o desenvolvimento de infecção pulmonar, a Síndrome Respiratória Aguda Grave (SARS). Nesse caso, o sistema imune responde de maneira exacerbada à presença do vírus e produz uma resposta inflamatória tão intensa que é conhecida como "tempestade de citocinas". Essa reação é tão agressiva que gera um edema (acúmulo de água) nos pulmões, dificultando as trocas gasosas. Daí a grande necessidade e procura pelos respiradores. Além do dano pulmonar, essa resposta inflamatória pode iniciar um processo grave no qual há formação de coágulos na corrente sanguínea (coagulação intravascular disseminada), podendo levar à formação de trombos nos vasos, entupindo-os. Isso pode gerar um infarto cardíaco ou um acidente vascular cerebral (AVC).

Sendo assim, o que causa as complicações da doença é o sistema imune que, ao entrar em contato com o vírus acaba respondendo de maneira inapropriada. Não é loucura dizer que, nesse caso, as complicações (e até mesmo a morte) não são causadas pelo vírus, mas sim pela nossa resposta imune.

Mas como podemos nos proteger contra a covid-19? Como qualquer doença infecciosa, a melhor estratégia de defesa consiste de quatro passos:

1. Evitar o contato com o agente patogênico: precisamos tentar ao máximo evitar contato com pessoas infectadas. O uso de máscaras e a lavagem das mãos auxiliam na prevenção. Evitar locais fechados com grande aglomeração de pessoas e manter os ambientes bem ventilados também é recomendável. Essa premissa vale para qualquer infecção, valendo-se da máxima: se não entrar com contato com o microrganismo, não desenvolverá a doença.

POSFÁCIO

2. Fortalecer a imunidade: toda vez que temos uma infecção significa que o agente agressor foi mais poderoso que nosso sistema imune. Sem dúvida que alguns microrganismos são muito agressivos e causarão doenças, independentemente da nossa imunidade. Mas se nosso sistema imune estiver enfraquecido, estaremos mais vulneráveis e suscetíveis a infecções.

- Vacinas: procure o posto de saúde mais próximo da sua casa, mantendo-as sempre em dia. Sugiro que, assim que houver possibilidade, vacine-se contra a covid-19.
- Álcool: evite o consumo e, quando o fizer, modere e sempre intercale com água;
- Suplementos: vitaminas C e D, ômega-3, eletrólitos como cálcio, zinco e selênio devem, a critério clínico, ser suplementados quando necessários;
- Alimentação: dieta saudável e balanceada é a base para uma atuação adequada do sistema imune. O intestino concentra 80% da nossa imunidade;
- Microbiota: bactérias intestinais atuam como imunomoduladores, cuide bem delas utilizando probióticos naturais;
- Exercícios físicos: pelo menos trinta minutos diários de alguma atividade física, mesmo que leve;
- Sono: deve ser reparador e de qualidade. Procure manter pelo menos oito horas diárias;
- Estresse: diminua os níveis de cortisol, mantendo uma mente saudável, seja pela manutenção de laços familiares e de amizade, ouvindo música, praticando hobbies ou usando técnicas como meditação, yoga, etc;
- Hidratação: água é imprescindível para o bom funcionamento do organismo, tome pelo menos 2 litros por dia;

O LADO BOM DAS BACTÉRIAS

- Medicamentos: evitar o uso principalmente de antinflamatórios e antibióticos. Só o faça com indicação médica.

3. Diagnóstico precoce: quanto mais cedo o diagnóstico da doença, mais fácil será tratá-la. Cabe a nós verificarmos os sinais e sintomas da infecção (falta de apetite, diminuição do olfato e/ou paladar, febre, dores musculares, cansaço...) e procurar atendimento médico. Nem sempre os sintomas da covid-19 são aparentes, o que dificulta o diagnóstico da doença e facilita a disseminação do vírus. O ideal é fazer um rastreamento ativo, realizando o maior número possível de testes e sempre fazer o exame quando houver contato (mesmo que limitado) com indivíduos que comprovadamente tiveram a doença.

4. Tratamento adequado: com o diagnóstico, chega o momento de decidir o que fazer. E a primeira coisa que quero falar é que muitas vezes o melhor tratamento é não tomar nenhum medicamento, apenas repousar, ter uma alimentação leve e uma hidratação adequada. Não vou entrar na polêmica do tratamento precoce, uso de antinflamatórios, anticoagulantes, antivirais e até mesmo antibióticos contra a covid-19. Até o momento de redação desse livro (janeiro de 2021) ainda havia muitas controvérsias a respeito, de modo que qualquer opinião colocada aqui pode ser estar totalmente descartada no momento que você estiver lendo esse livro.

Com essas medidas simples podemos diminuir o risco de ter a doença e, caso a infecção ocorra, garantir que as manifestações sejam as mais brandas possíveis. Cabe apenas a nós tornar nosso organismo (e nossas bactérias) mais preparado para combater essa importante ameaça, as que já existiam e as que poderão surgir nos próximos anos.

JUNTOS PODEMOS MUDAR O MUNDO

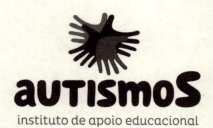

Parabéns, pois mesmo sem saber, ao adquirir este exemplar, você colaborou com uma corrente do bem que visa melhorar a vida de milhares de brasileiros!

A renda proveniente dos direitos autorais sobre este livro será 100% destinada para a ONG Autismos, instituição educacional que colabora com o desenvolvimento de pessoas com o transtorno do espectro autista.

Para conhecer mais sobre este projeto, acesse: www.autismos.com.br

UM PROJETO FEITO POR MUITAS MÃOS

Não posso deixar de agradecer a todos que me ajudaram a construir este livro e acreditaram que podemos transformar a nossa saúde. Portanto, deixo aqui o meu obrigado aos apoiadores:

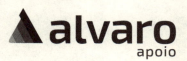
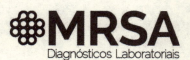
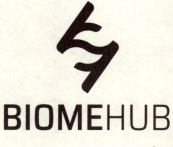
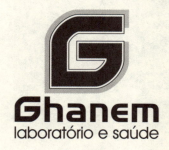
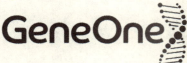
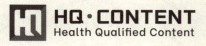
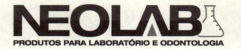
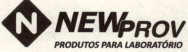

Este livro foi impresso pela gráfica Rettec em
papel pólen bold 70 g em fevereiro de 2021.